気功革命

秘伝奥義　集大成

はじめに

古代中国に〃假傳萬言書、眞傳一張紙〃という言葉があります。もし気功というものを表面的な知識で書くのであれば、何万ページにもわたる本が書けます。でも本当に大切な部分、真髄を書こうと思ったら、それほど厚い本にはなりません。つまり、簡潔に書かれているということは、それだけ大切なことを書いているということです。

気功を学びにくる生徒の方々の中には、気功を神秘的なものと考えている方もいます。また、気功を学ぶと身体が軽くなった、風邪をひかなくなった、という方もいます。でも気功の世界はそれだけの世界ではありません。

気功はその真髄を理解しないと、どんなに長い時間練習をしても、どういうものかを理解することができません。実際そういう方が多いのです。

私は日本に来て三十年になります。この間、本当に多くの日本の方々にお世話になりました。そのお世話になった多くの方々に感謝の気持ちを込めて、そして今後気功文化を引き継いでいく方々に、私自身の集大成として、中国五千年の歴史からなる気功文化の真髄、奥義をお伝えしたいと思っています。それがこの本を執筆する目的です。

しかしいくら本で学んでも、自分で練習しなければ、本当の気功の世界はわからないでしょう。それはただ頭で理解しただけ、知識だけの世界だからです。私はそれをあまり良いとは思っていません。私は少しずつでも、皆さんと一緒に修行していくという道が好きですね。

気功は毎日続けることが重要です。気功は目的ではなく手段です。最終目的は自分でその効果を実感することです。そして人生を健康で幸福に生きることです。ぜひしっかり練習して、ご自身のものとしてください。もしご自身のものとすることができれば、それは皆さんにとって一生の宝となるでしょう。

気功を通じ、皆さんの人生が豊かになることを祈っています。

二〇一八年七月　盛　鶴延

目次

本書に出てくる気功の言葉

陰陽説

陰陽の変化とともに万物が進化発展するという説。

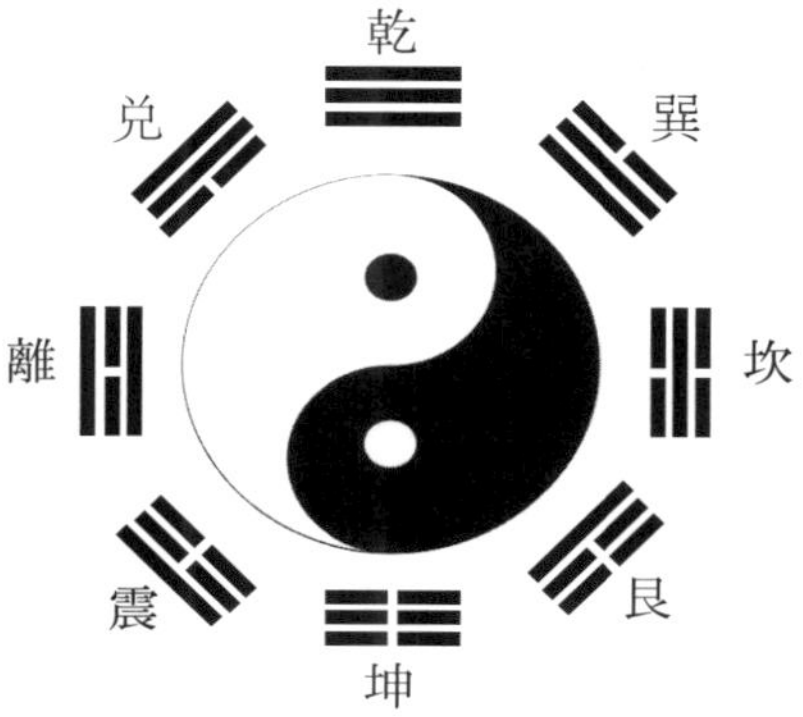

丹田

気が集まるところ、核となるところ。上丹田《じょうたんでん》、中丹田《ちゅうたんでん》、下丹田《しもたんでん》の三つがある。

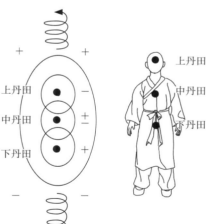

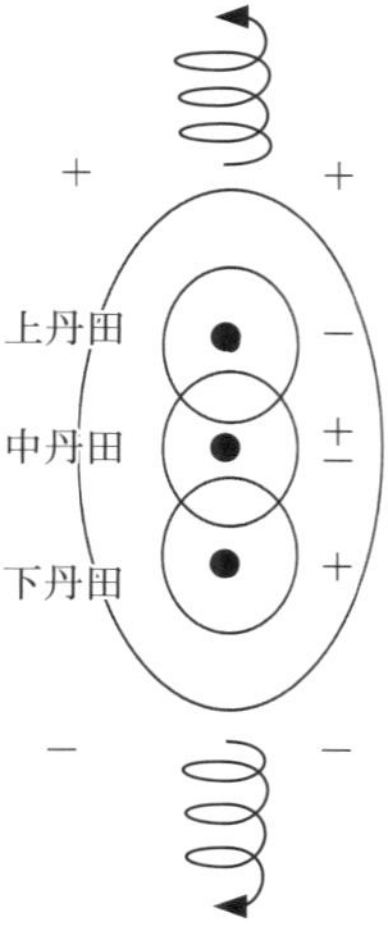

五行説

五行は、木、火、土、金、水という五種類の元素の関係をいう。

中医学では、五行の特性を人体と自然界の事象に応用し、分析、分類、関連させ、人と自然環境を統一する。

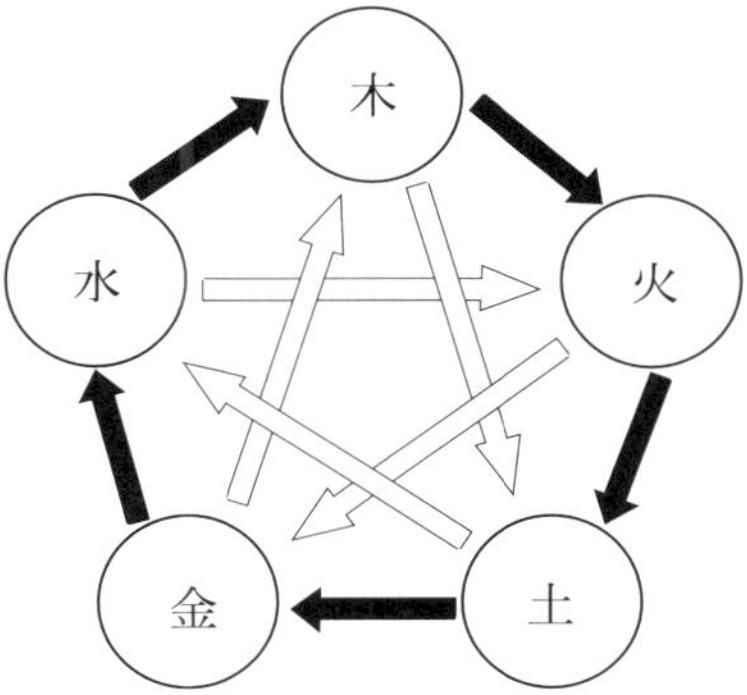

相生《そうせい》　（互いに助け合う関係）

相克《そうこく》　（互いに抑制しあう関係）

自然界と人体の五行の特性

自然界				五行	人体			
五味	五色	五方	五季		五臓	六腑	五官	五志
酸	青	東	春	木	肝	胆	目	怒
苦	赤	南	夏	火	心	小腸	舌	喜
甘	黄	中	長夏	土	脾	胃	口	思
辛	白	西	秋	金	肺	大腸	鼻	憂
鹹	黒	北	冬	水	腎	膀胱	耳	恐

経絡

経絡《けいらく》とは経脈《けいみゃく》と絡脈《らくみゃく》を合わせたもので、中医学でいう気、血を全身に運行させる通路。全身に張り巡らされていて、身体の各臓器や筋肉、皮膚などをつないでいる。

正経十二経脈

十二本の経脈からなる。身体の両側に左右対称に分布し、手か足、陰か陽、臓か腑などの三種類の名称が含まれる。

奇経八脈

八本の経脈からなる。奇とは一対になっていないことを意味し、奇経八脈《きけいはちみゃく》には陰陽の対がない。

正経十二経脈

・手の太陰肺経《たいいんはいけい》　・手の陽明大腸経《ようめいだいちょうけい》
・足の太陰脾経《たいいんひけい》　・足の陽明胃経《ようめいいけい》
・手の少陰心経《しょういんしんけい》　・手の太陽小腸経《たいようしょうちょうけい》
・足の少陰腎経《しょういんじんけい》　・足の太陽膀胱経《たいようぼうこうけい》
・手の厥陰心包経《けついんしんぽうけい》　・手の少陽三焦経《しょうようさんしょうけい》
・足の厥陰肝経《けついんかんけい》　・足の少陽胆経《しょうようたんけい》

奇経八脈

・督脈《とくみゃく》・任脈《にんみゃく》
・帯脈《たいみゃく》・衝脈《しょうみゃく》
・陰蹻脈《いんきょうみゃく》・陽蹻脈《ようきょうみゃく》
・陰維脈《いんいみゃく》・陽維脈《よういみゃく》

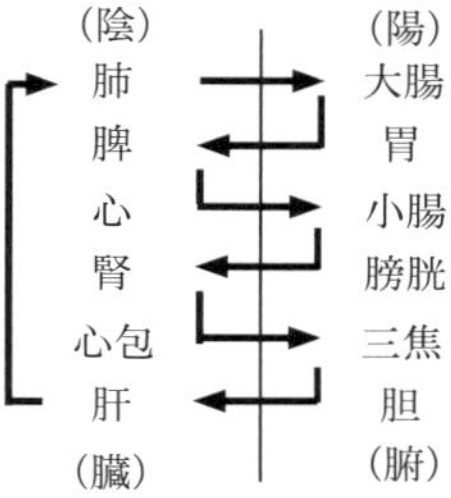

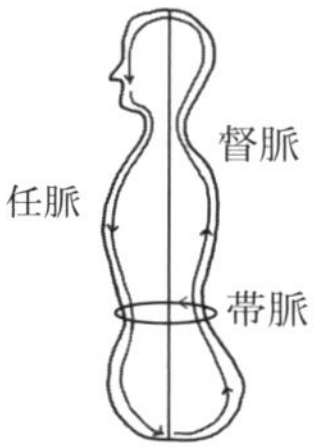

ツボ

経絡上の反応点。

主なツボ

百会《ひゃくえ》
中府《ちゅうふ》
膻中《だんちゅう》
気海《きかい》
肩井《けんせい》
命門《めいもん》
会陰《えいん》
少海《しょうかい》
労宮《ろうきゅう》
少商《しょうしょう》

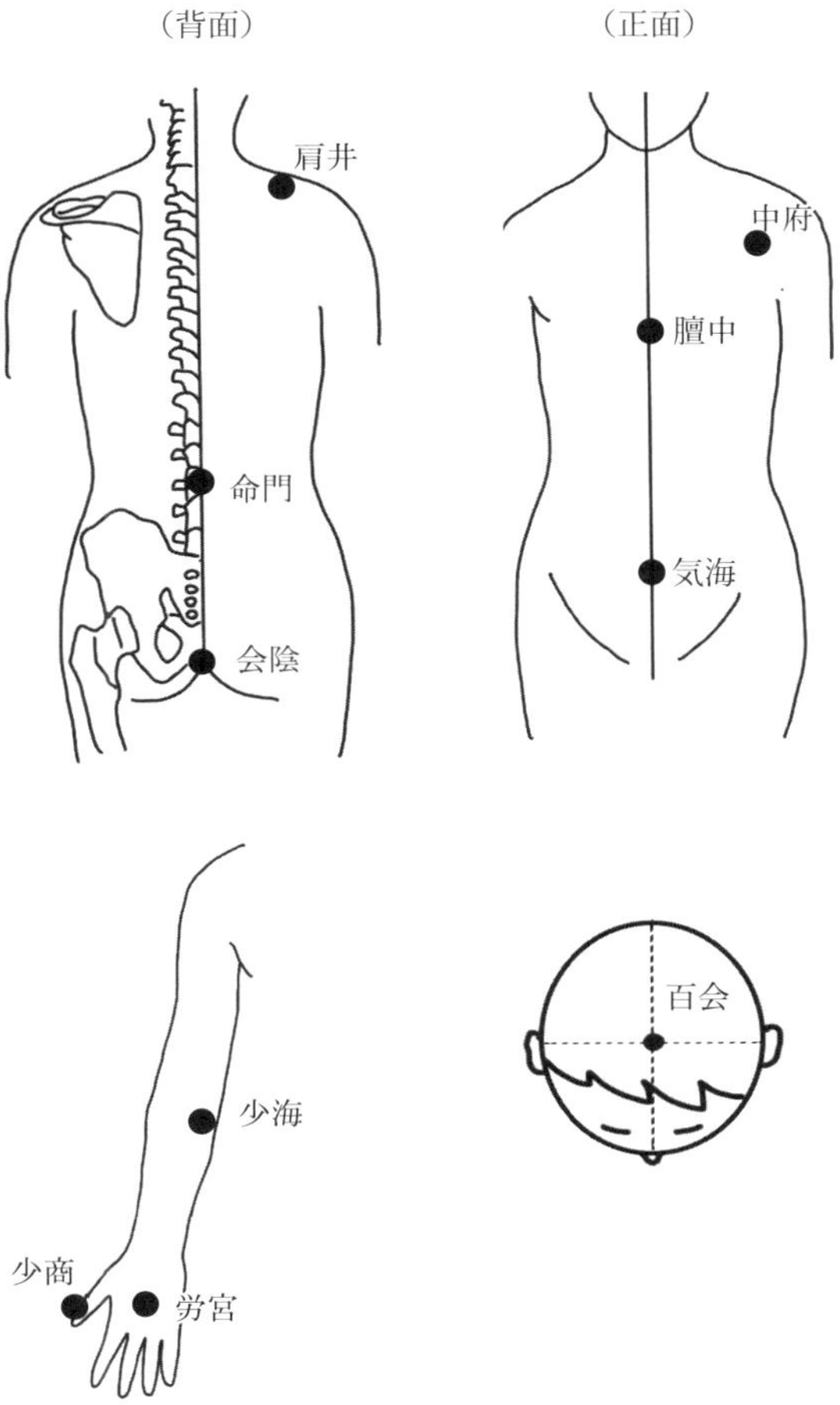

第一章

気功について

気功とは

気功とは何でしょうか。

気功とは人と宇宙エネルギーの関係を強くする方法です。

粒子と波動の関係、宇宙エネルギーの関係など、宇宙の中には決まっている原則があります。それを用いて人と宇宙エネルギーの関係を強くする方法、それが気功です。

身体の中の気をどのように強くして、どうすれば宇宙エネルギーとつながることができるのか、どうすれば身体の中に気を溜めておくことができるのか、どうすれば自分の気をコントロールすることができるようになるのか、どうすれば他人の気もわかるようになるのか、など気功を続けると、だんだんわかってきます。

気功の〝気〟はエネルギーのことです。

気功の〝功《こう》〟は特別な能力のことです。

〝気〟は身体の内側に感じられる〝内気《ないき》〟と、身体の外側に感じられる〝外気《がいき》〟を合わせたものです。外気とは宇宙、自然界に存在するエネルギーです。外気を身体に取り入れ、内気に変えて、内気をもっと強くする。身体の内側に気をたくさん溜め、更に密度を高めると、気の質が変わり、〝功〟が発現してくる。すなわち〝功〟に成るのです。それが気功です。

皆さんが言う気功という言葉には〝気〟と〝功〟が混在しています。〝気〟を感じること、それは気功の初級段階です。また、両手を温かいお湯の中に浸した後、顔の近くに持っていくと温かいものを感じます。それはもう気を感じているということです。でもこれは気功とは関係ありません。

気功とは、〝気〟から〝功〟に成るということです。だから難しいのです。多くの初心者は中途半端になりがちです。一回、二回、あるいは一年、二年ぐらい気功を試してみてやめる方が九割ぐらいです。

この気功の〝功〟を表す日本語があります。〝成功〟です。成功とは、〝功〟に成るということです。仕事でも、スポーツでも、気功でも、やり続けると、ある時突然〝功〟が出てきます。それが〝功〟に成った、成功ということです。

私は気功という言葉は簡単すぎると感じています。昔は難しい〝氣《き》〟〝炁《チー》〟などの文字を使っていました。いずれも本質は同じで、宇宙エネルギー、宇宙の中の姿かたちのないモノを指しています。

気功は、道教、密教、仏教、中国武術、中医学などの秘伝とされた知識を集約したもので、かつては一般の方には教えないものでした。中国において、現在のように気功という言葉が一般でも使われ始めたのは最近のことです。一九五〇年代の半ばに気功療養院が唐山《とうざん》、そして北戴河《ほくたいが》に作られ、中国の高級幹部が気功で健康になったことから気功ブームが起こり、一般の方にまで広がりました。

現代において、気功に対するイメージには、プラスのものとマイナスのものがあります。マイナスのイメージとしては、気功なんてただの自己暗示、インチキではないかというものです。確かに現代における気功の評判は良くないかもしれません。ある意味、気功の世界はレベルが高すぎるのです。でも気功の評判が良くなるのはこれからです。

今、世の中はお金の話ばかりです。お金よりレベルの高い考え方をする方が少なくなっています。私はそれに対し、残念だなぁという思いはあります。いくらお金があっても、誰でも百五十歳までには死にます。ならば、生きる目的のない人生は寂しいではないですか。やはり人間は、〝自分は何者?〟〝どこからやってきたの?〟〝将来どこへいくの?〟〝何のために生きていくの?〟〝自分の使命は何?〟そういうことを、しっかり深く考えることが必要だと思います。

修行の三つの段階

気功の修行には次の三つの段階があります。

「初級」

自分で自分の気を感じることができる段階。

「中級」

自分で気をコントロールできる段階。

身体の内面に気が動くのを感じることができる、温かいものが動いていることが感じられる段階。

「上級」

自分の気も、他人の気もコントロールすることができる段階。

他人の気をコントロールすることができる、ということは、治療も含めてできるようになる、遠隔治療などもできるようになる段階です。

生きている人の身体からは気が出ています。気が出ていない人は死んでいます。

気の強さは、一人一人違います。患者さんの治療をする場合は、修行しないと治療能力を身につけることができません。ただ、世の中には特別な修行をしなくても、治療能力を持っている方もいます。いわゆる超能力を持っている方々です。しかし、私たちはそういう先天的な能力者ではありませんから、もし特別な気功の技術、治療能力が欲しいのであれば、特別な修行をする必要があります。

気功と道教

日本は仏教と儒教の影響が強い国だと思います。一方、中国は道教の影響が強い国です。道教は〝陰陽〟〝道《タオ》〟の世界です。

道教では、自分自身を大切にします。もちろん他人を愛すること、親、子、兄弟孝行も大切にしますが、自分自身を大切にすれば、それだけでもう、親孝行と考えます。それだけで親孝行になるとは、ちょっと狡《ずる》いのではないか、と思うかもしれません。でも理屈はあります。自分の命は両親、その両親と先祖からずーっと何千年もかかって、今まで伝わってきた命です。だから両親、先祖代々の財産である自分自身を大切にすることは、それだけで親孝行なのです。これが道教の考え方です。儒教、仏教、キリスト教と比べると大きな違いがありますね。

気功は基本的に道教の影響を強く受けています。気功も自分自身を大切にします。

一般的に気功では〝道教〟とは言わず、〝道家《どうか》〟と言います。〝あなたのカンフー、道家っぽいな〟、〝あなたの気功、道家っぽいな〟と言います。〝教〟というと幅が狭くなるからです。

気功革命〝五つの入り口〟

中国には約三千種類の気功法の流派があるといわれていますが、約三千種類の流派があっても、気功の原理は原則的には同じです。

まず、気功は〝動作〟〝呼吸〟〝意識〟の三つのことを同時に行います。

人間は、いつもこの三つを行いながら生きています。多くの方は、何かを考えながら、何か動作をし、呼吸を無意識にしています。気功では、この三つを気功の考えに沿って統一して行うことで、高い効果を生みだします。もちろん、スポーツでも太極拳でも達人レベルの方は、〝動作〟〝呼吸〟〝意識〟を統一することを考えています。しかし、気功は最初からこの三つを統一して行っていくので、効果が早く出やすいのです。

また、気功の流派によって、三つ、四つ、あるいは五つ、気功の道に入りやすい〝入り口〟があります。

気功には効果の出やすい方法もあれば、効果の出にくい方法もあります。初心者のレベルの方が上級者のレベルの方法を行っても、実際効果が出ないのです。そこで既刊の「気功革命」シリーズでは、流派を超えて、初心者でも高い効果が出る五つの入り口を紹介しました。それが〝甩手《せいしゅ》〟、〝動功《どうこう》〟、〝站桩功《たんとうこう》〟、〝自発動功《じはつどうこう》〟、〝静《せい》功《こう》（瞑想法）〟です。これら五つの入り口に順番はありませんが、これらは全ての気功の道に入りやすいのです。気功の入り口はとても大切です。

気功の奥義とは

本書では、この五つの入り口に加え、神筆功《しんぴつこう》、樹林《じゅりん》気功《きこう》、房中術《ぼうちゅうじゅつ》、望気術《ぼうきじゅつ》（オーラ診断）など幅広い気功法をお伝えします。そして、今まで全てを明らかにはしてこなかったその秘伝奥義をお伝えします。

私は中国の上海《シャンハイ》市で生まれ、十二歳の時から本格的に気功を学び始めました。その後、医学専門学校を卒業し西洋医学の精神科の医師として十六年間勤めた後、ＷＨＯ衛生教育医学新聞社にて『上海大衆衛生報』の編集委員・記者になりました。ちょうどその頃、それまで中国でも極秘とされていた気功が表に出てきて、その効果が脚光を浴びていた時期でした。記者をしていた私は、幸運にも中国の何千年も続く様々な流派の先生から、直接多くのことを学ぶことができました。たくさんの本物の先生に気功を習い、自分でも修練するうちに、流派は違ってもその内には共通するものがあることに気づきました。それが気功の奥義の部分です。

気功の奥義は、流派の秘伝とされるもので、長く一つの流派を学ばないと習得できません。しかし一つの流派に入ると、少なくとも三年から五年は修行にかかります。しかも、その流派の奥義を理解するとなると、更に時間がかかります。それゆえ昔の修行は時間がかかったのです。しかし気功はこの奥義を理解しなければ、いくら練習しても意味がありません。

特に〝角度〟〝螺旋〟〝波動〟の三つは気功の基礎であり、極めて重要なものです。ここに大切な気功の奥義があります。

例えば、三円式站桩功《さんえんしきたんとうこう》（一〇二頁）を教室で練習している時、気を感じることができない初心者の方の姿勢を、私がちょっと直して差し上げると、気を感じるようになります。でもその方が家に帰ると、もう感じなくなります。どうして？　ということです。三円式站桩功では、両手と下丹田《しもたんでん》を結ぶ角度が重要なのです。

また、小周天《しょうしゅうてん》呼吸法《こきゅうほう》（一三七頁）の練習の時、背中に気を昇らせることは難しいと思います。それは、気を昇らせるための奥義を知らないからです。多くの方は、気を直線状に昇らせようとしています。でも本当は、気を螺旋《らせん》状に回転させながら昇らせるのです。

また人間、動物、物など目に見えるものだけでなく、感情、意識など目に見えないモノも含めて全てには、固有の振動数があり、それが波動となって伝搬しています。例えば、六訣法《ろっけつほう》（一六七頁）では、六種の臓腑の波動と関係がある六種の特定の音を発声し、対応する臓器を共鳴させ、振動させます。

気功の奥義を理解すれば、たとえ数種類の気功を学ぶだけでも、全体的なことがわかってきます。ぜひ自分で試してみて、自分でその効果を実感し、自分のものとしてください。

第二章

気功の五つの入り口

一つ目の入り口　甩手

まず一つ目の入り口、甩手からお話しします。

甩手の良いところは、邪気《じゃき》のある方は邪気を出し、気の弱い方は気をもらうことができることです。甩手はシンプルで行いやすいので、何百種類という流派があります。

本書では、誰でも行いやすく、効果の高い三種類の甩手、〝甩手1（瀉法《しゃほう》）〟、〝甩手2（補法《ほほう》）〟、〝甩手3（平補平瀉《へいほへいしゃ》）〟をお伝えします。

同時に三つ行ってもよいですし、一つだけ行ってもよいです。また三つを行う順番も自由です。自分の気持ちでやりたいように行ってください。時間は三十分から四十分ぐらいがよいでしょう。

甩手は〝術〟を悟るためのもの

甩手は武術《ぶじゅつ》気功《きこう》からきています。甩手の〝甩〟は中国語で鞭《むち》という意味です。ぱつん、ぱつん、と鞭を打つ、これが甩手のイメージです。

武術気功における甩手は〝術〟を悟るためのものです。甩手は同じ動作を繰り返します。同じ動作を繰り返し続けると、頭の中に無意識か、条件反射的なものが出てきます。それが甩手の目的です。

武術において、多くの方は套路《とうろ》注1は上手くなるのですが、応用的なことが上手くなりません。それは、今の武術が〝武〟の部分が多く、〝術〟の部分が少ないからです。〝武〟は外見の部分です。〝術〟は真髄の部分です。これは気功の功法《こうほう》と功理《こうり》と同じです。功法は動く型です。武術の〝武〟の部分です。功理は気功の真髄の部分です。武術の〝術〟の部分です。〝術〟の部分、真髄の部分がわからないと、いくら練習を積み重ねても、ただの〝武〟になってしまいます。見た目のカッコ良さ、美しさだけになってしまいます。それは武術としては認められないレベルです。

〝術〟は自分で悟るものです。練習をたくさんすると何となくわかってきます。昔は、たくさん練習するとともに、実戦でも人とたくさん戦って、様々な経験を積むことができました。そのため〝術〟のことも何となく悟ることができたのです。しかし、現代は実戦で人と戦うことはできません。道場などで行う試合を通じて経験を積むのみです。従って、昔に比べて〝術〟のことを悟りにくい環境なのかもしれません。

注1　套路は元々は武術用語。決まっている型や動きをいくつか組み合わせた動作のことをいう。

根をつくる

甩手でもう一つ大切なことは、根《こん》をつくることです。図1 木には根がありますが、人間には根がありません。人間も根をつくる必要があります。日本語でも安定感、信頼感をたとえ、〝根が生える〟とか〝根づく〟と言いますよね。膝から下をしっかりと重くして、足の裏を吸盤のようにぴったりと地面にくっつけることで、人間の根の部分が出てきます。両足と大地がつながります。下半身が重くなり安定感が出てきます。

朦朧とした意識で行う

意識がはっきりしている状態では、まだ気功ではありません。意識の種類には二種類あります。ロジックで動く理性的な意識と、感覚で動く感性的な意識です。

気功では、感性的な意識、朦朧《もうろう》とした、眠ってはいないけれど眠っているような、そういう意識が大切です。甩手は朦朧とした意識が四〇～八〇パーセントぐらい、站桩功は五〇～六〇パーセントぐらい、自発動功は七〇～八〇パーセントぐらい、静功（瞑想法）は九〇～九五パーセントぐらいの朦朧とした意識で行います。

図1

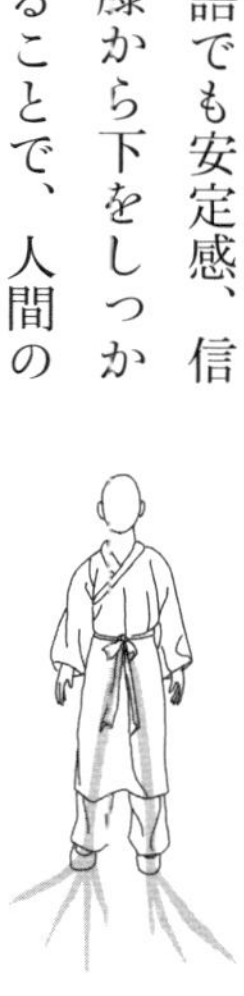

半眼で行う

甩手に限らず、動功（五〇頁）の時も、静功（瞑想法）（一三〇頁）の時も、気功を行う際は、目は半眼にします。

仏像様は半眼です。目を完全につぶっている仏像様はいません。気功も半眼で行うと効果が出てきます。

半眼にしていると、真っ白な外気、白光《びゃっこう》が見えます。白光はこの世界、地球、太陽系の光ではありません。ずっと白光に包まれていると、身体の内面と白光が一体になります。〝人在気中、気在人中（人は気の中に在り、気は人の中に在る）〟の状態になり、〝人気合体《じんきがったい》〟になります。

ただ半眼でも疲れる方がいたら、目を閉じてもよいです。またすごく元気な方は目を開けて行ってもよいですよ。

甩手1（瀉法）

甩手1は瀉法です。両手を前後に振る動作を繰り返し行うことで、邪気を出す気功法です。身体の中に詰まっている余計なもの、邪気を出して、身体の内側の気の流れを良くします。

気、エネルギーが足りない場合、まず最初に良くないもの、弱っているものを身体から出さないといけません。コップに水が満杯に入っていたら、それ以上水は入らないでしょう。古い水を捨てることで、新しい水が入るのです。まず邪気を出さないと良い気が入ってきません。これは中医学の考え方と同じです。

陰の意識を持つ

甩手で大切なことは、意識の持ち方です。実際に身体の中の邪気を出すか出さないかは、意識の持ち方で違ってきます。身体の中の邪気を両手の指先から払い出していく、そういう意識が大切です。

気の流れが整わず、身体の中に邪気がある状態とは、物理学的なイメージで考えると、磁力の向きが不規則になっている状態です。甩手をたくさん行うと、不規則な向きに並んでいた磁力が一定の方向を向き、規則的になった状態、気の流れが整えられた状態になります。これを〝有序化《ゆうじょか》〟と言います。図2 やればやるほど磁力の向きが揃ってきます。やり続けると、邪気をどんどん指先から出していくことができます。病気の邪気なども出すことができます。

具体的なもの、目に見えるものに対する意識は、〝陽の意識〟といいます。一方、目には見えないけれど絶対に存在するモノ、場とかエネルギーなどに対する意識は〝陰の意識〟といいます。〝陰の意識〟は、想像することは難しいかもしれません。しかし、邪気など目に見えないモノを出すには〝陰の意識〟を持たないといけません。

図2

有序化

気の流れが整えられ、邪気が身体に無い状態。

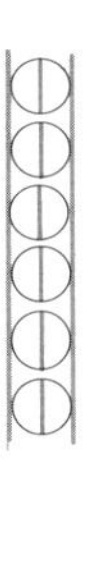

無序化《むじょか》

気の流れが整わず、邪気が身体に有る状態。

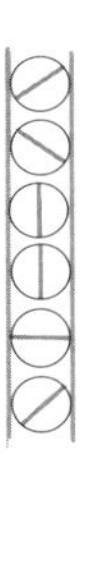

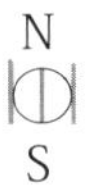

【動作】

・両足は肩幅に開き、平行にして立ちます。
・膝は少し緩めて立ちます。膝から下はしっかりと重くします。
・上半身はふーっとため息をつくように力を抜き、両手を振り子のように前後に振ります。
・船を漕ぐようにフラー、フラーと手と一緒に腰を前後に揺らします。両手は手の力ではなく、腰の力で振ります。
・吐く息に合わせ、指先から前方に邪気を出します。
・身体の重さを足裏に平均にかけるのではなく、両外側三分の二にかけます。脚の外側の筋肉が硬くなるのが、正しい状態です。
・手を振るスピードは一分間に五〇～六〇回程度です。ただ年齢や体調によって回数をもう少し少なくしても構いません。

【呼吸】

・鼻で自然呼吸をします。
・息を吐く時、お腹をやや膨らませます。息を吸う時は意識しません。

【意識】

・目は半眼で、五メートルぐらい先をぼーっと見ます。

・邪気を出す先は、一メートルとか五メートルとか先ではなく、もっともっと遠く、地球から離れ宇宙まで出ていくイメージです。遠くに出ていくイメージを持つほど、邪気をよく出すことができます。

甩手1（瀉法）

肩の力、腕の力を抜く。

船を漕ぐようにフラー、フラーと手と一緒に腰を前後に揺らす。

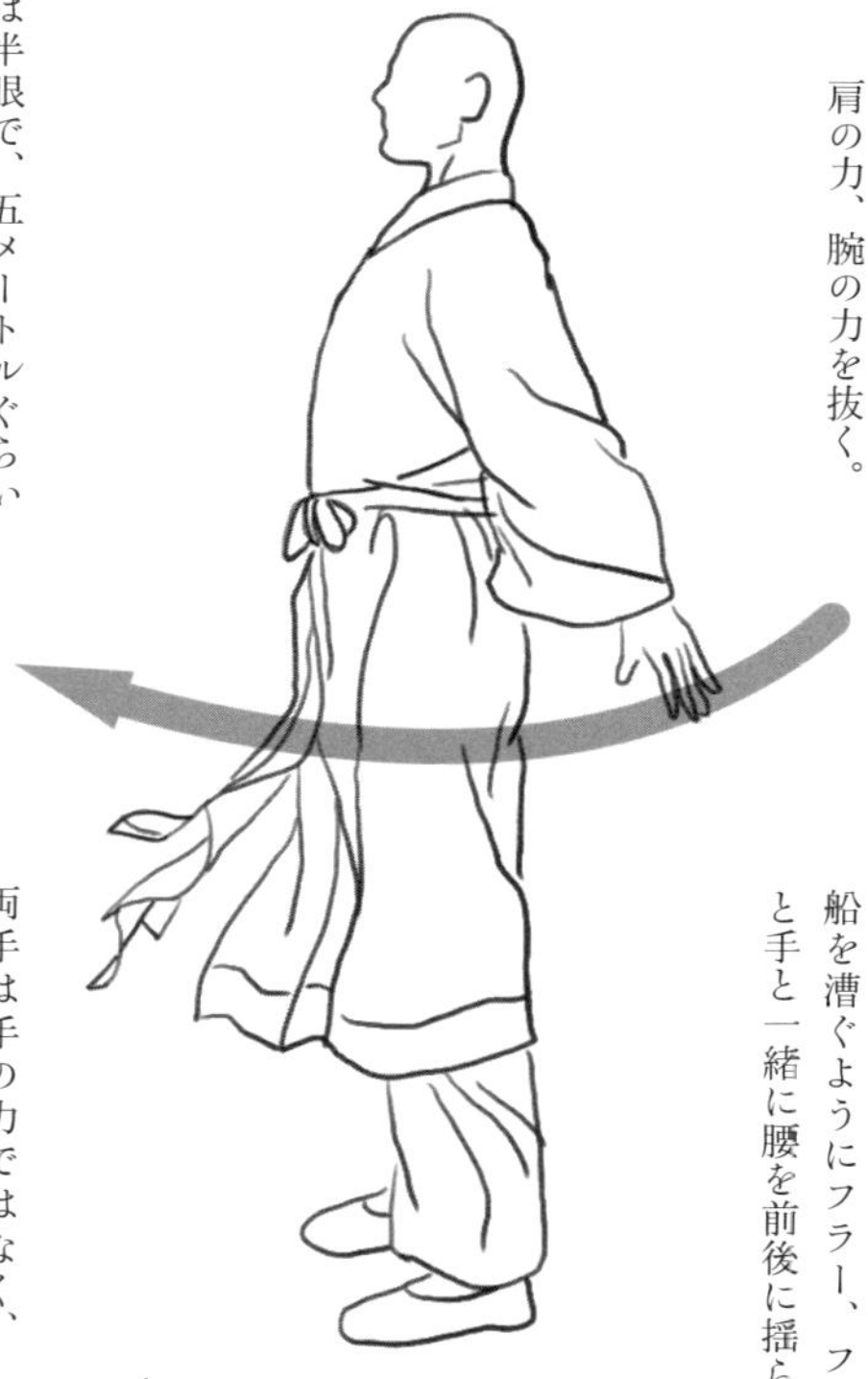

目は半眼で、五メートルぐらい先をぼーっと見る。

両手は手の力ではなく、腰の力で振る。

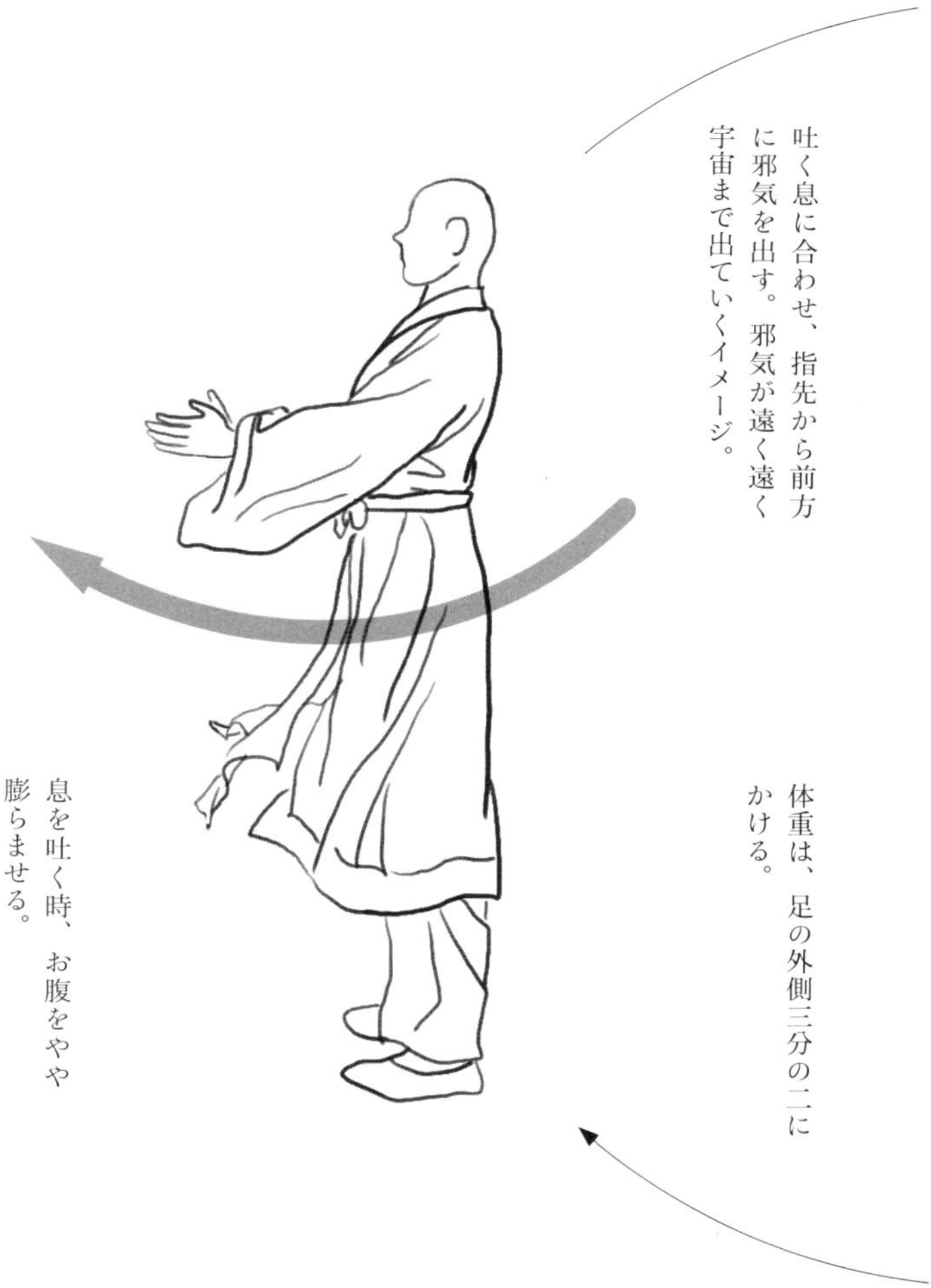
吐く息に合わせ、指先から前方に邪気を出す。邪気が遠く遠く宇宙まで出ていくイメージ。
体重は、足の外側三分の二にかける。
息を吐く時、お腹をやや膨らませる。

甩手2（補法）

甩手2は補法です。両手を前から後ろに振る動作を繰り返し行うことで、良い気を身体に入れる気功法です。全身を活性化し、特に背骨の気の流れをよくします。誰でも、子供の時は背骨が柔らかいですよね。でも歳を取るにつれ背骨が硬くなってきます。甩手2を行うと、元の柔らかい状態に戻ります。また、肩こりのある方、首の弱い方にもおすすめです。頸椎《けいつい》などにも、良い効果があります。

【動作】

・両足は肩幅に開き、平行にして立ちます。
・膝は少し緩めて立ちます。

・上半身はふーっとため息をつくように力を抜き、両手を前から後ろに振ります。
・吸う息に合わせ、両手を後ろに振り、胸を開き、首を後ろに反らし、踵《かかと》を上げ爪先立ちになりながら、手の平の気を両肩甲骨の間あたりに入れます。
・手、首、足の動作と呼吸を合わせます。全ての動作と呼吸を合わせることは、最初は難しいかもしれませんが、やればやるほど上手になります。

【呼吸】

・鼻で自然呼吸をします。
・息を吸う時、ややお腹を膨らませます。
・甩手１の瀉法では息を吐く時、甩手２の補法では息を吸う時、お腹を膨らませます。お腹を膨らませると、気を集めやすいからです。瀉法でも補法でも、最初の瞬間は下丹田に気を集めます。それから気を出していくか、気を両肩甲骨の間あたりに入れるか、です。

【意識】

・目は半眼で、五メートルぐらい先をぼーっと見ます。
・手の平から良い気が出て、身体に入ってくるイメージを持ちます。

甩手2（補法）

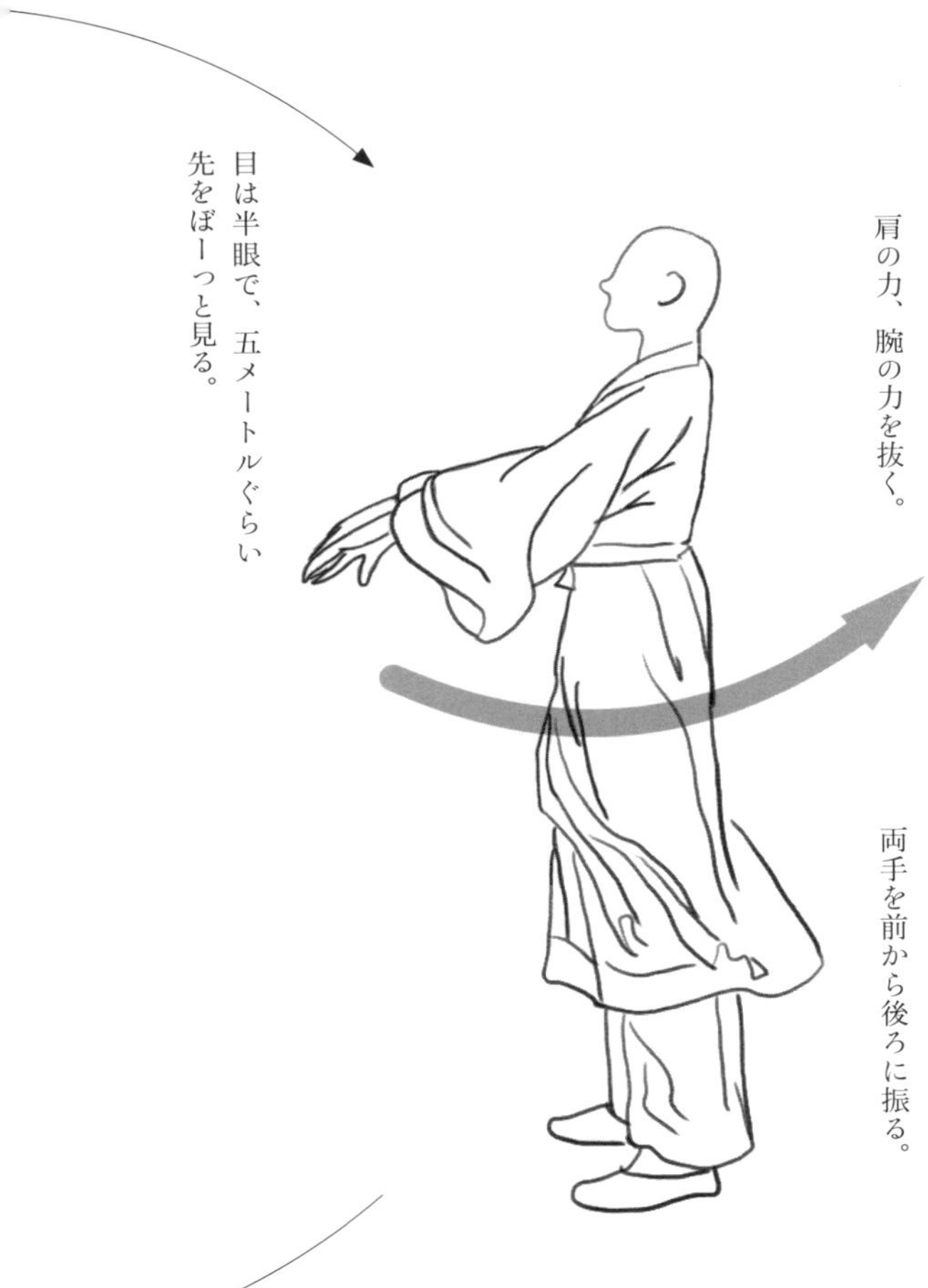

肩の力、腕の力を抜く。

両手を前から後ろに振る。

目は半眼で、五メートルぐらい先をぼーっと見る。

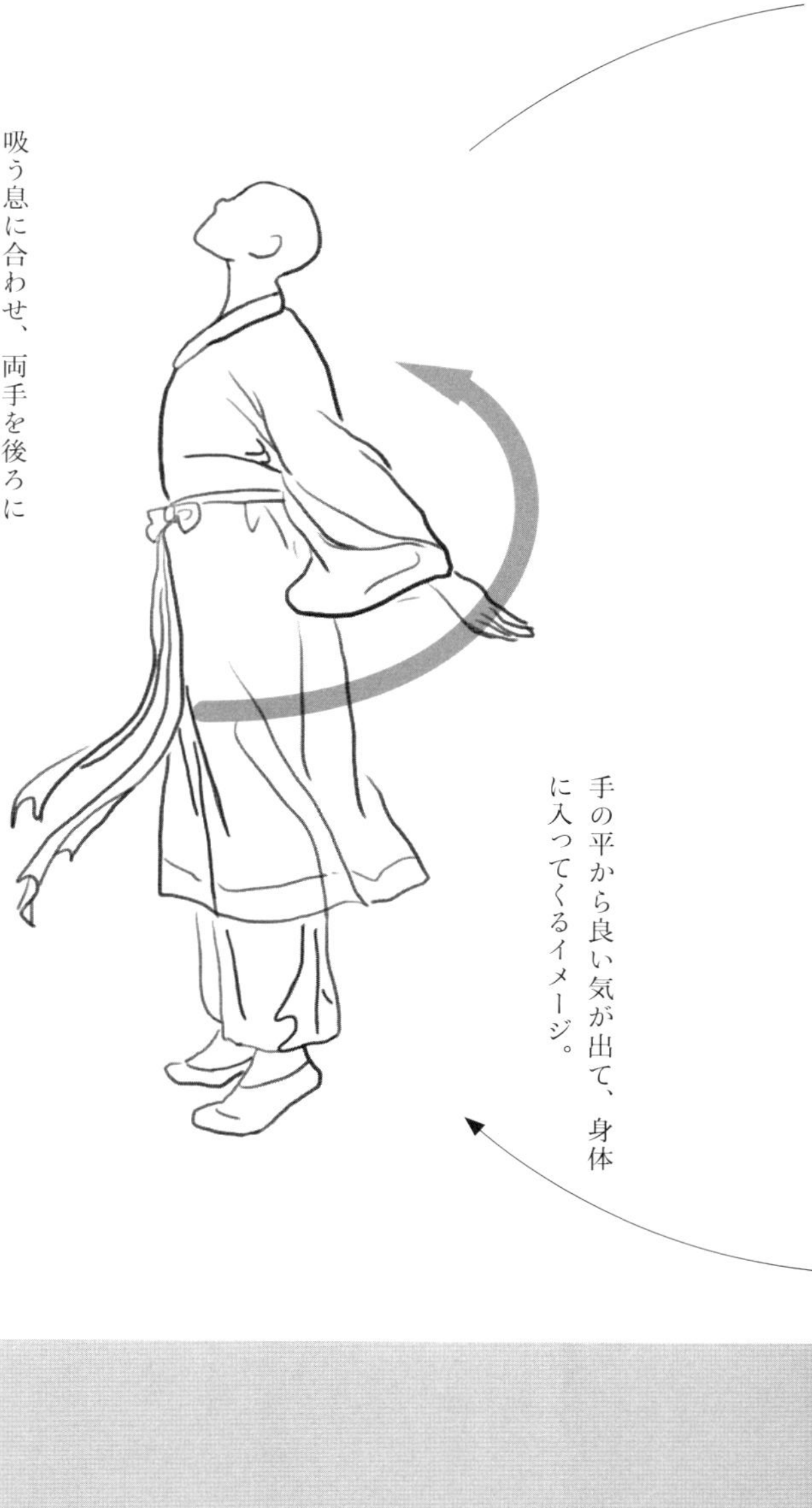
手の平から良い気が出て、身体に入ってくるイメージ。

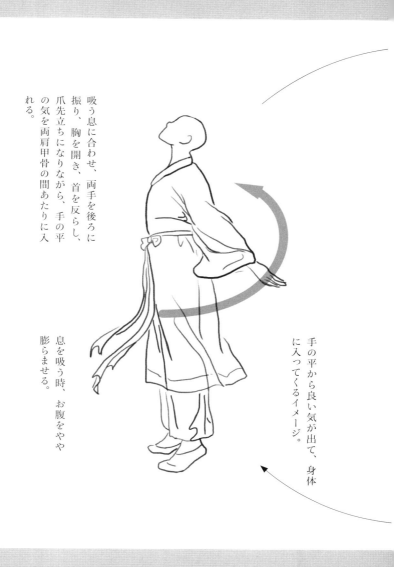

吸う息に合わせ、両手を後ろに振り、胸を開き、首を反らし、爪先立ちになりながら、手の平の気を両肩甲骨の間あたりに入れる。

息を吸う時、お腹をやや膨らませる。

甩手3（平補平瀉）

甩手3は、補でもない、瀉でもない、〃平補平瀉〃です。背骨を軸にして、両手をデンデン太鼓のように、繰り返し左右に回す腰の水平回転運動です。[注2] 左回しをす[注3]ると、気が上に昇っていき邪気が出ていきます。右回し[注4]をすると、天から良い気が入ってきます。

これを陰陽の観点でいうと、左回しの時、大地から陰の気が入ってきます。右回しの時、天から陽の気が入ってきます。左回し、右回しを繰り返していると、陰と陽が半分半分、〃陰陽平和《いんようへいわ》〃になり、陰陽のバランスが取れるようになります。

背骨に軸をつくる

甩手3をずっと行っていると、頭頂から背骨、仙骨《せんこつ》を通るラインの真ん中に動かない部分、芯ができてきます。背骨のパワーが強くなります。天と地と人の間に、一本の中心の軸がつくられ、〃天・地・人〃が一体化するのが早くなります。背骨に軸がつくられると、判断力、決断力が高まります。

注2
甩手3は背骨を軸とした帯脈の水平回転運動。帯脈は、腰と腹を帯状に横行して、諸経脈を束ねる。

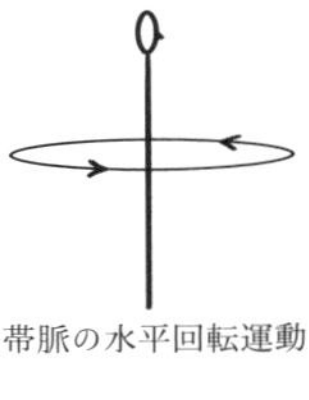
帯脈の水平回転運動

注3
頭に時計の盤面を天に向けて置いた時、時計の逆回り。

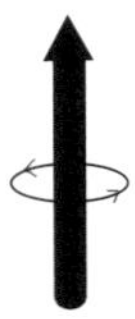

私は意識、性格は結局〝気〟で決まるのではないかと思っています。性格とは、考え方、行動の仕方でしょう。その元は気、エネルギーです。元の気が変われば性格も変わります。どんどん変わってきます。甩手3は、優柔不断、判断力が低い方に特におすすめです。

注4
頭に時計の盤面を天に向けて置いた時、時計回り。

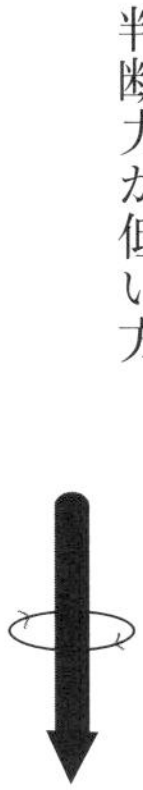

【動作】

・両足は肩幅に開き、平行にして立ちます。

・膝はやや緩めます。膝を緩めることで、長時間行っても半月板を傷めることがなくなります。膝から下はしっかりと重くします。

・上半身はふーっとため息をつくように力を抜き、背骨を軸にして、デンデン太鼓のように両手をさーっ、さーっと左右に回します。両手は手の力で回すのではなく、腰の水平回転運動の力で回します。

・頭、背中の中心軸は動かしません。顔も正面を向いたままです。頭蓋骨と背骨の摩擦を強くします。

・手が後ろに回った時、反対側の腰の上あたりを叩きます。

・腰のへこみを無くし、お腹を少し膨らませます。仙骨から紐がでて、その先に鉄のボールがブラ下がって、大地まで引っ張り下げていくイメージです。

【呼吸】

・鼻で自然呼吸をします。

・左に回す時は、息を吐き、邪気を出します。右に回す時は、息を吸い、良い気を入れます。

・息を吸う時も、吐く時も、腰をしっかりさせて、お腹を膨らませた状態で行います。

・お腹を膨らませるのは、お腹に気を溜めるためです。腰をしっかりさせて、お腹を膨らませた状態をキープするのはきついですよ。やり続けると、お腹に何か入ってくる、実《じつ》の感じになります。温かいものを感じます。どんどん気が溜まって、満腹になります。

【意識】

・目は半眼で、五メートルぐらい先をぼーっと見ます。

・腰の力で回していると、腰と手とつながり、腰から手が動く感じが出てきます。こうしていると、長い時間行っていても疲れません。

甩手3（平補平瀉）

背骨を軸にデンデン太鼓のように左右に回す。

目は半眼で、五メートルぐらい先をぼーっと見る。

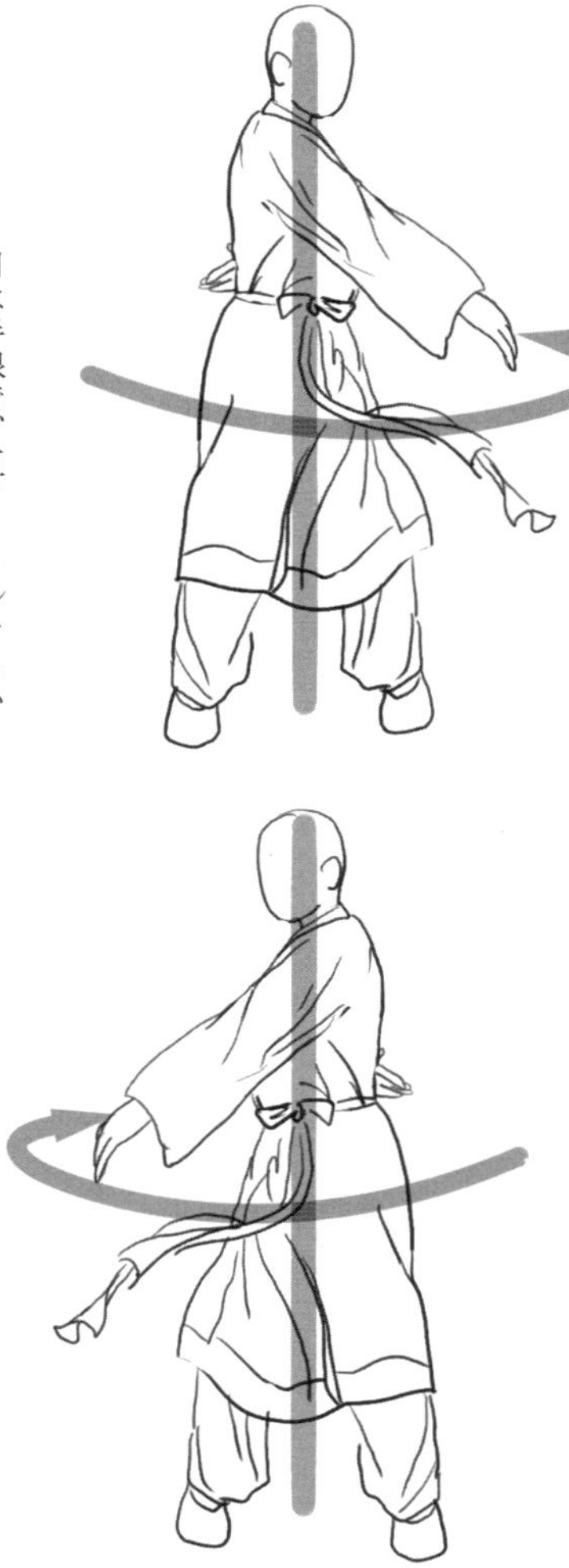

手の力でなく、腰の水平回転運動の力で回す。

肩の力、腕の力を抜く。

腰のへこみを無くし、
お腹を少し膨らませる。

仙骨から紐がでて、その先に
鉄のボールがブラ下がってい
る感じ。

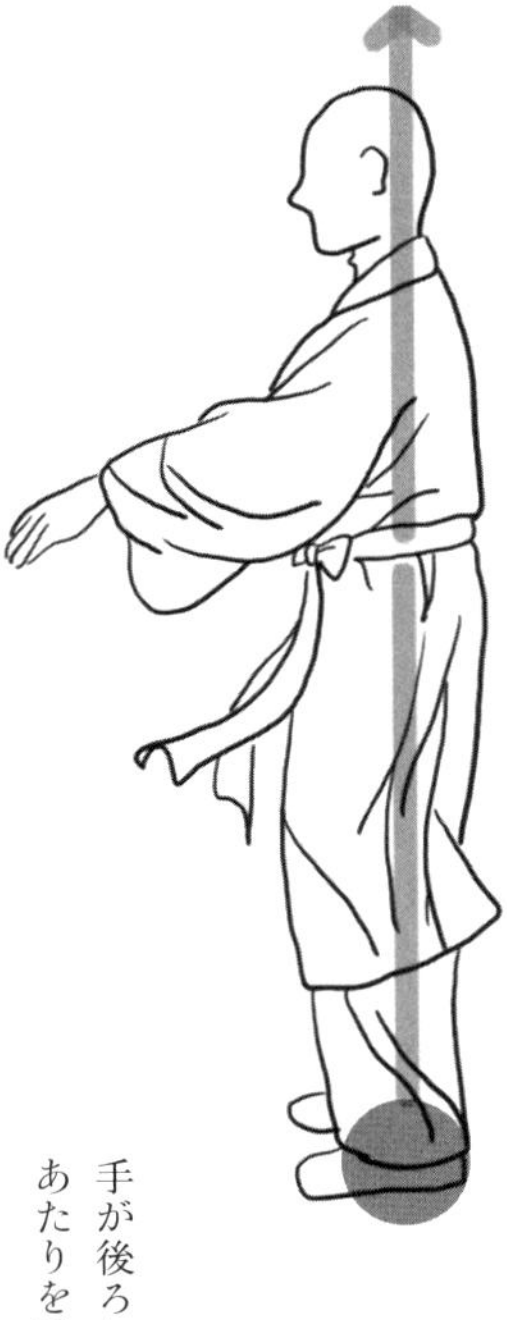

手が後ろに回った時、反対側の腰の上
あたりを叩く。

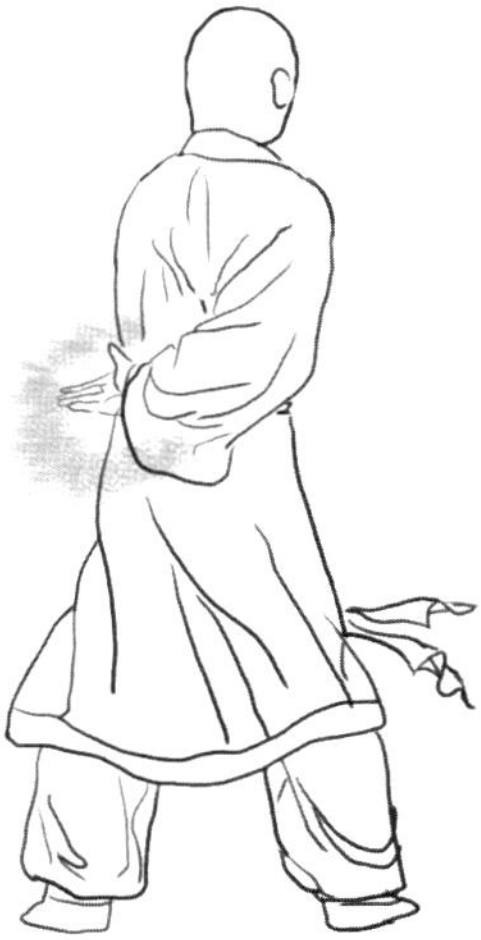

【甩手の奥義】

甩手における三つの奥義をお伝えします。

一　角度

甩手の一つ目の奥義は手の角度に関するものです。

前後に両手を振りながら、邪気を出す時の手の角度は、地面に対して四十五度[図3]です。

なぜ手の角度が大切なのでしょうか。

手と周りの〝気〟との間の摩擦力の関係です。

両手を身体と平行にして振っても、周りの〝気〟との間に摩擦が生じません。しかし、手の角度を四十五度にすると、手と周りの〝気〟との間に摩擦が生まれます。手と身体の内面の関係が良い関係になります。皆さんも試してみると、よくわかると思います。

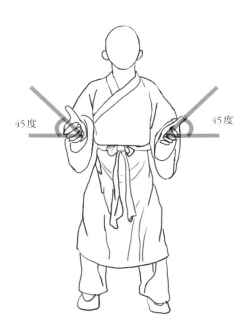

図3　地面に対して四十五度

二　縫い目

甩手の二つ目の奥義は、陰と陽の間の隙間、縫い目に関するものです。

甩手の時、手は一本一本の指の間を少し開いた形で振ります。この時、指と指の距離は、指と指の間にギリギリ気を感じる程度、指と指が磁石で引っ張られるような感じがする程度がちょうどよいです。あまり開きすぎても、閉じすぎてもだめです。

なぜこのような手の形にするのでしょうか。

指の間に気を感じるためです。

手の外側（手の甲《こう》側）は陽です。手の内側（手の平側）は陰です。鍼灸《しんきゅう》、中医学の知識のある方は、手の外側は三つの陽の経絡、手の陽明大腸経、手の太陽小腸経、手の少陽三焦経と、手の内側は三つの陰の経絡、手の太陰肺経、手の少陰心経、手の厥陰心包経、ということをご存知だと思います（一〇頁）。ここまでは一般的な知識です。しかし、実際はここに秘伝奥義があります。

陰と陽の間に隙間、縫い目があるのです。人の手だと外側と内側の間にも縫い目があります[図4]。足も後ろ側と表側の間に縫い目があります。人の顔、頭も正面と背面の間に縫い目があります。陰と陽が交わるところに縫い目があるのです。気功では、指の間の縫い目に気を感じる程度、指と指の間を開くことが大切です。これは站桩功でも同じです。

中国の古い武術気功にはこの縫い目の知識があります。縫い目の中に手で気を入れる方法が伝えられています。縫い目は陰と陽の隙間なので、治療をしやすいところなのです。また病気が入りやすいところなのです。皆さんも縫い目の意識はあった方がよいですね。

図4

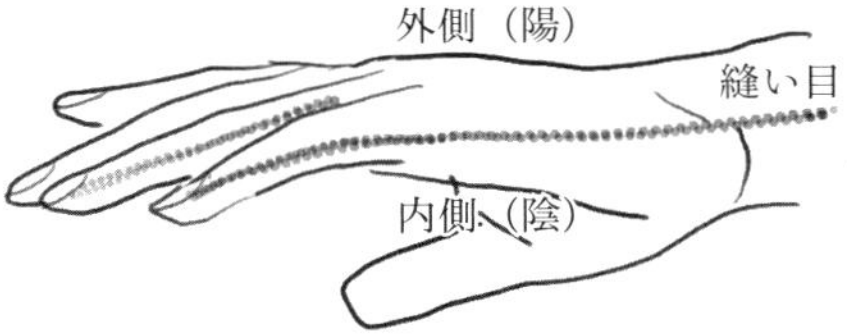

三　寧練筋長一寸、不練肉厚三分

甩手の三つ目の奥義は、筋《すじ》に関するものです。

甩手を単なる手の運動、筋肉の運動と捉えると疲れます。実際、こんなことをいくらやっても同じではないか、と言う方もいます。ただ、両手の筋肉を動かすだけでは気功ではありません。それは体操です。体操は悪いものではありませんが、気功ではありません。大切なのは、意識です。肩の関節にある筋と靭帯《じんたい》を伸ばす、という意識を持つことが大切です。

中国カンフーに〝寧練筋長一寸、不練肉厚三分（筋を一寸長くすることは、筋肉を三分厚くすることより重要）〟という名言があります。気功は、筋肉ではなく、筋と靭帯を伸ばすことが大切なのです。

筋と靭帯を伸ばすためには、肩の力、腕の力を抜きます。両腕は、両肩からぶら下がっている紐で、紐の先、両腕の先に重い鉄のボールがぶら下がっているイメージです。甩手1、2とも、両肩から紐で吊るされた鉄のボールをイメージしながら手を前後に振り続けると、鉄のボールの重さで、自然に手が、筋が、靭帯がどんどん伸びていきます。[図5] 振るのは手の力ではなく、腰の力です。甩手3も同じです。背骨を軸にして、鉄のボールが先にブラ下がっている両手をさーっ、さーっと腰で回しているイメージです。[図6] 腰に力を入れて、腰の水平回転運動の力で、手を振ります。そうすると、筋が、靱帯がどんどん伸びていきます。

鉄のボールのイメージを持ちながら手を振り続けると、両手の色がどんどん変わってきます。最初は赤くなり、その後どんどん紫色になってきます。手を振り続けると、手だけではなく、足などの末梢の部分の毛細血管もどんどん開いてきて紫色になってきます。毛細血管が開いてくると、心臓の負担も軽くなります。これは中国カンフーの一種である〝鉄砂掌《てっさしょう》〟〝紅砂掌《こうさしょう》〟の原理です。

図5

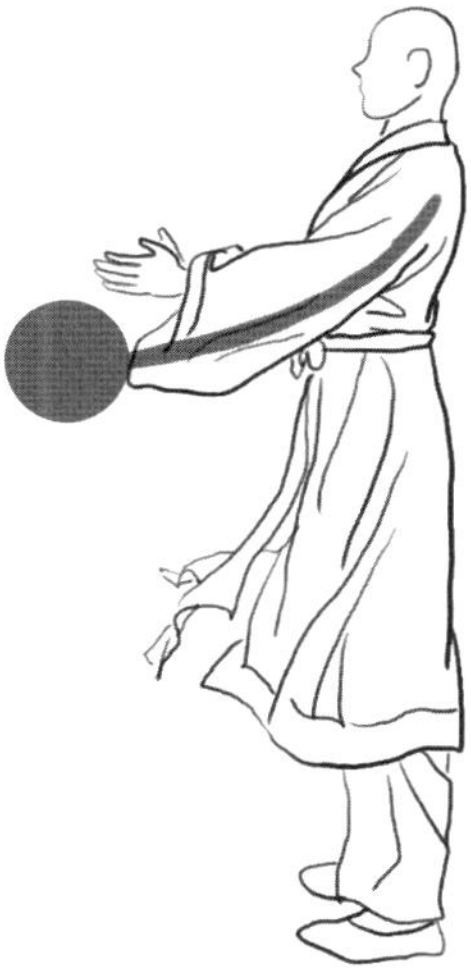

図6

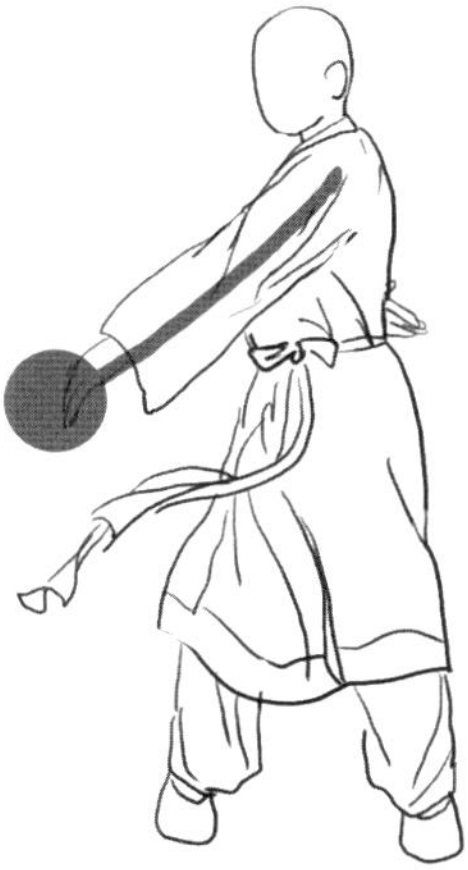

二つ目の入り口　動功

動功は、動きのある気功法です。動功は、気功法の中でも一番種類が多く、中国では約三千種類の動作があります。

私が教室で教える時は、まず甩手をしてから動功を行います。色々な動作がある動功から始めると、格好はいいかもしれません。しかしそうすると、気功とはそんなものだな、と表面上の形、動きだけを捉えて理解したつもりになってしまいます。気功は、内面の準備ができていないとわからないのです。従って、まず最初に甩手をし、意識レベルが高くなり半分朦朧とした状態になった後、動功を行うのです。

昇・降・開・合

動功の動作が約三千種類あっても、気の流れの原則は、全て〝昇《しょう》・降《こう》・開《かい》・合《ごう》〟の四文字で表されます。

「昇」

気を昇らせること。

下丹田から、背骨の督脈を通って、上丹田まで昇らせます。

「降」

気を降ろすこと。

上丹田から、身体の前の任脈を通って、下丹田まで降ろします。

「開」

気を開くこと。両手を左右に水平に広げます。

気が宇宙の大きさまで広がっていくイメージを持ちます。

「合」

気を合わせること。両手で気を集め、合わせます。

動作は全て呼吸、意識と合わせて、身体中の毛細血管まで気を循環させるイメージを持ちながら行います。色々な動功を行っても、呼吸、意識と合わせて行わなければ気功ではありません。ただの体操になってしまいます。

腹式呼吸法の基本原理

気功において、呼吸はとても大切です。

気功の呼吸法は百十七種類あると言われていますが、どれだけの種類の呼吸法があるとしても、大切なことはお腹で呼吸をする、腹式呼吸を行うということです。

腹式呼吸法には〝順《じゅん》腹式呼吸法〟と〝逆《ぎゃく》腹式呼吸法〟があります。

〝順腹式呼吸法〟は、吐きながらお腹をへこませ、吸いながらお腹を膨らませます。

〝逆腹式呼吸法〟は、吸いながらお腹をへこませ、吐きながらお腹を膨らませます。

ただ、〝順腹式〟でも、〝逆腹式〟でも基本原理は同じです。大切なのはお腹の形です。

お腹を膨らませたら、気を降ろします。

お腹をへこませたら、気が昇っていきます。

では、それぞれの腹式呼吸の具体的な方法をお伝えします。

順腹式呼吸法

・座禅を組むか、椅子に座ります。

・息を吐きながら、上半身をゆっくりゆっくり前に倒していきます。そうすると、お腹はへこんでいきます。[図1] 息を吐きながら、お腹を小さく小さくへこませていくと、気は上に昇るしかありません。気は下丹田から督脈を通って上丹田まで昇っていきます。

・次に息を吸いながら、上半身をゆっくりゆっくり起こしていきます。お腹が膨らみます。[図2] お腹が膨らんだところに、上丹田から任脈を通って、気を下丹田に降ろします。

逆腹式呼吸法

・座禅を組むか、椅子に座ります。

・逆腹式呼吸法では、上半身を動かさず、そのままの姿勢で行います。

・息を吸いながら、お腹をへこませます。息を吸いながらお腹をへこませると腹

図1

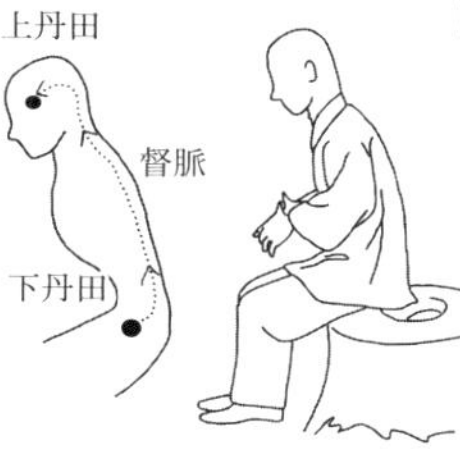

図2

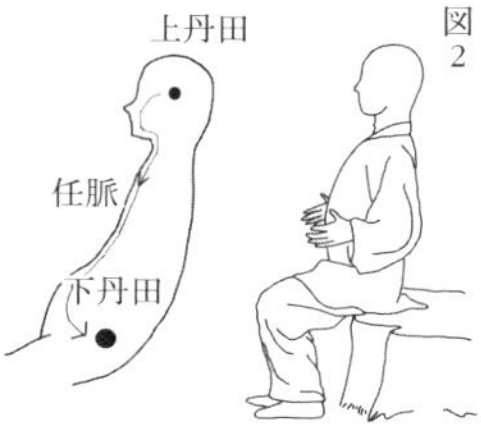

圧が高くなります。腹圧が高くなると気は上に昇っていくしかありません。気は、下丹田から督脈を通って上丹田まで昇っていきます。

・次に息を吐きながら、少しお腹に力を入れて、お腹を膨らませます。お腹を膨らますことで、お腹に気を入れる場所を作ります。上丹田から任脈を通って気を下丹田に降ろします。

〝順腹式呼吸法〟と〝逆腹式呼吸法〟の効果の違い

〝順腹式呼吸法〟と〝逆腹式呼吸法〟の効果の違いは何でしょうか。

〝順腹式呼吸法〟も〝逆腹式呼吸法〟も腹圧を高くしますが、〝逆腹式呼吸法〟では、息を吐きながら、お腹に少し力を入れてお腹を膨らませたところに気を降ろしてくるので、腹圧がより高くなるのです。従って、心臓の弱い方、血圧の高い方、年齢の高い方、身体の弱い方などには〝逆腹式呼吸法〟はおすすめしません。そういう方には、〝順腹式呼吸法〟をおすすめします。また初心者の方も〝順腹式呼吸法〟から始めるとよいと思います。

ではお腹を膨らます、へこませることにどのような意味があるのでしょうか。

腹圧でエネルギーを作り出しているのです。まるでポンプのように横隔膜《おうかくまく》を上げたり下げたりし、腹圧を上げたり下げたりすることでエネルギーを作り出しているのです。作ったエネルギーは、身体中を循環します。いわば、お腹はエネルギーを生み出す発電機なのです。発電機がないと、エネルギーを生み出せません。

人間は誰でも身体の中に気、元気（元の気）を持っています。[注1] ただ、身体の中の気が強くなければ、外気との関係はできません。外気とは宇宙エネルギーです。

これは、会社を作る時の資本金と似ています。まず資本金を作り、資本金をベースに良い経営をすると、資本金の周りにどんどんお金と仕事が集まり、資産が増えていきます。身体も元の気が強ければ強いほど、多くのエネルギーを集めることができます。

そのためには、まず腹式呼吸法で、身体の中に資本金を増やさないといけません。特に初心者は、呼吸法をたくさん練習しないと資本金が増えません。つまり、お腹のこと、腹式呼吸のことが理解できないと、宇宙エネルギーとの関係の話までたどりつけないのです。

呼吸法をたくさんして、站桩功、自発動功、静功（瞑想法）など、他の気功法もたくさんして、お腹の中が普段より熱くなってきたら、それは資本金ができてきた、宇宙エネルギーと交流できる条件が整ってきたということです。

注1
元気（元の気）は、原気、真気とも呼ばれ、生命活動の原動力であり、最も重要な気である。気功では、元気は丹田、特に下丹田に溜まっていると考えている。下丹田の気を補い、身体に元気が充満していれば、いつまでも活力旺盛で、病気になりにくい。しかし、元気が少なくなったり、多量に消費されたりすると様々な病変が発生すると考えられている。

資本金ができるまでの期間は、一日とか一週間とか、そういうものではありません。一日一時間する。二時間する。毎日続けることで、資本金の量が違ってきます。そうして資本金ができてきたら、更に呼吸法を繰り返し、資産を増やしていきます。

そうして増やした資産、気は、身体のどこに溜めるのでしょうか。

丹田、特に下丹田です。丹田とは気が集まるところ、核となるところです。

〃有気則開、無気則閉（気あればすなわち開く、気なければすなわち閉まる）〃。

丹田に意識を集中すると、気が集まってきます。どんどん丹田に溜まります。意識しないと、気は全身に分散したままで、身体に溜めることができません。

陰陽転倒

気功の動功で一番大切なことは、宇宙エネルギーを、頭の上、天から身体の中に入れ、大地とつなげることです。天とつながり、宇宙エネルギーを身体に入れなければ、気功の練習にはなりません。天の陽と大地の陰がつながり、身体が乾電池のように充電されると、身体に良い循環が生まれます。図3

多くの方は、天の陽が身体を通って、大地の陰とつながることができないことが問題なのです。健康な方、子供は下半身が陽です。だから子供は冬でも足が暖かい

図3
健康な方。上半身が陰、下半身が陽の状態。天の陽が身体に入り、大地の陰とつながり、身体が乾電池のように充電される。

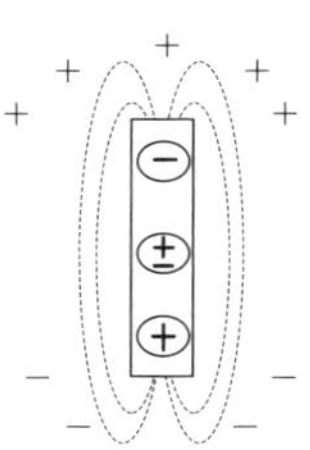

病気の方。ストレスのある方。陰陽が逆(上半身が陽、下半身が陰)の状態。天の陽が身体に入ってこない。

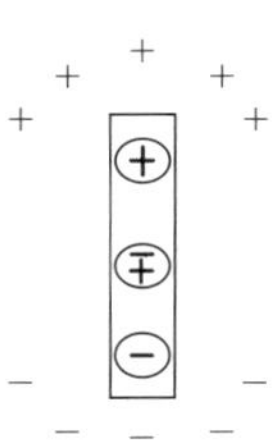

でしょう。でも歳を取ると、陽が上半身に昇っていき、下半身に陰が集まります。足が冷えてきます。そうなると、歩くだけでも疲れてしまいます。冷え性とか内臓の病気の方も、下半身が陰です。特に現代人は、勉強や仕事など常に頭や目を使っているので、陽の気が全て上半身、頭に上がってしまい、下半身は冷えています。この上半身が陽、下半身が陰の状態がストレスの状態です。ストレスはエネルギーがなくなるのではありません。エネルギーの分布が間違っているのです。健康な状態に戻るには、下半身の陰と上半身の陽を逆にしないといけません。そのためには下半身の陰を上に昇らせ、上半身の陽を下に降ろす、陰陽転倒《いんようてんとう》が必要なのです。気功の動功の目的は、ほとんどこの陰陽転倒です。

具体的な陰陽のイメージを持つ

下半身の陰を上に昇らせ、上半身の陽を下に降ろす、と一言で言っても、実際に下半身の陰を上に昇らせ、上半身の陽を下に降ろすことは難しいと思います。その場合は、具体的な陰陽のものをイメージするとよいのです。

例えば〝月と太陽の気功法〟（七二頁）では、重くて真っ白い、満月（陰）を大地から持ち上げるイメージを持ちます。そうすると、満月（陰）とともに下半身の陰も下から持ち上げることができます。

また同じく〃月と太陽の気功法〃で、太陽（陽）を頭の上から身体の中に入れるイメージを持つと、太陽（陽）とともに、上半身の陽を下に降ろすことができます。

また例えば、〃大乗金剛功《だいじょうこんごうこう》〃（六六頁）では陽と陰の気を大地に入れる時、男性の場合は左足が亀（陽）の上に、右足が蛇（陰）の上に立っているイメージを持ちます。そうすると、左足は亀（陽）と大地、右足は蛇（陰）と大地がつながり、陰と陽をともに大地に入れることができます図4（女性は左右逆）。

このように、月、太陽、亀や蛇など、日常生活、自然界に存在する、具体的なものをイメージしながら動作を行うと、陰陽のことがわかりやすくなります。最初は難しいかもしれませんが、練習すればするほど、そういうイメージを持ちながら動作ができるようになります。

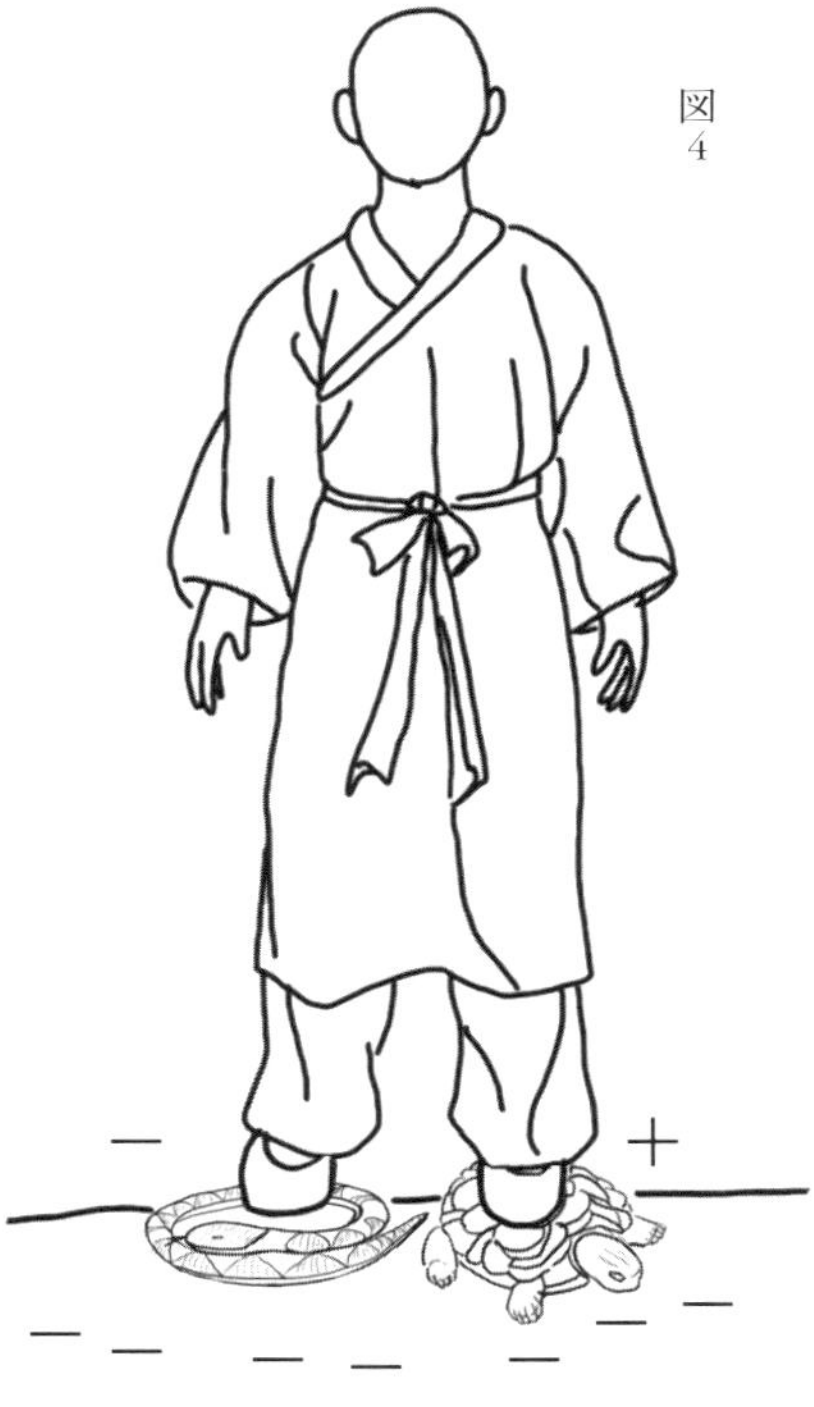

図4

五行功

五行功《ごぎょうこう》は、万病に効果的で、全身に気の良い循環ができる、中国の伝統的な気功法です。

五行功は中医学の理論[表1]をベースにしています。五行とは木、火、土、金、水（九頁）です。中医学では、身体の臓器、〝五臓六腑《ごぞうろっぷ》〟には、陰の臓器、陽の臓器があると考えており、五臓は、肝、心、脾、肺、腎で陰の臓器、六腑は、胆・小腸・胃・大腸・膀胱・三焦で陽の臓器です。木と肝、胆の関係、火と心、小腸の関係、土と脾、胃の関係など五行と五臓六腑はつながっていると考えています。

五行功の動作は簡単です。運動の基礎のある方なら一時間もかからず覚えてしまうことでしょう。しかし難しいのは呼吸と意識の持ち方です。五行功では五〇パーセントぐらい朦朧とした意識で行います。呼吸に合わせ、ゆっくりゆっくり手を動かします。この時、吐く息をできるだけ長くすることが大切です。ゆっくりゆっくり息を吐き、ゆっくりゆっくり宇宙エネルギーを身体の中に降ろし、大地とつなげます。

表1

五行	五臓	六腑
木	肝	胆
火	心	小腸
土	脾	胃
金	肺	大腸
水	腎	膀胱
		三焦

【動作】

・両足は肩幅に開き、平行にして立ちます。
・膝はやや緩めます。膝から下はしっかりと重くします。
・合掌をして、陰陽を合一し、ゼロをつくります（八八頁）。

1「開」（土・脾、胃）

・息を吐きながら、合掌していた両手を前に伸ばしていきます。
・息を吸いながら、両手を横に開いていきます。この時、手の平は上向きです。大地、草原の広いイメージを持ちながら開いていきます。
・両手が横に開いたら、息を吐きながら手の平を下に向け大地の方に降ろします。
・手の平を上に向け、両手で大地のエネルギーを持ち上げます。

2「昇」（金・肺、大腸）

・息を吸いながら両手を頭の上の方に上げていきます。手の平を上に向け、両手を高く頭の上に伸ばします。この時、踵は地面に着いたままです。もうこれ以上伸びない、ギリギリまで頑張っても届かないところまで両手を伸ばします。

3「降」(火・心、小腸)

・手の平を自分の身体の方に向け、息を吐きながら、ため息をつくように、ゆっくりゆっくり、手と同じスピードで宇宙エネルギーを降ろしてきます。頭のてっぺんから下丹田まで、両手で二本の道を浄化しながら降ろします。

4「開」(水・腎、膀胱)

・息を吸いながら、意識を親指の少商のツボに持ち、両手を腰の帯脈に沿って開き、下丹田まで降ろした気を、後ろの腎臓に持っていきます。

5「合」(木・肝、胆)

・息を吐きながら、後ろの腎臓から前の肝臓に、両手で気を押し出します。

・1から5を適度に繰り返し、最後に収功《しゅうこう》注2をします。

・一般的に、回数は十回行うとよいでしょう。ただし、仏教との関係でいうと、九に関係する数字、九回、十八回行うと、更によいでしょう。

注2
一つの気功法が終わった最後に、気功の意識状態から日常の意識に戻るために行う動作、および気功によって密度の高くなった気を身体に収めるための方法。全ての気功法の最後には、必ず収功を行う。

【呼吸】

・逆腹式呼吸です。

・息を吸いながら、上に気を昇らせる時は、お腹をへこませ、息を吐きながら下に気を降ろす時は、お腹を膨らませます。

【意識】

・最も大切なことは、２の両手を高く頭の上に伸ばす時の意識です。両手の伸びていく先は四次元の世界です。両手の上の方、自分の身体から離れたもっと遠いところ、もうこれ以上伸びない、ギリギリまで頑張っても届かないところ、そこが四次元です。四次元の世界とつながり、四次元の宇宙エネルギーを降ろしてきます（八二頁）。

五行功

1「開」（土・脾、胃）

息を吸いながら両手を横に開く。

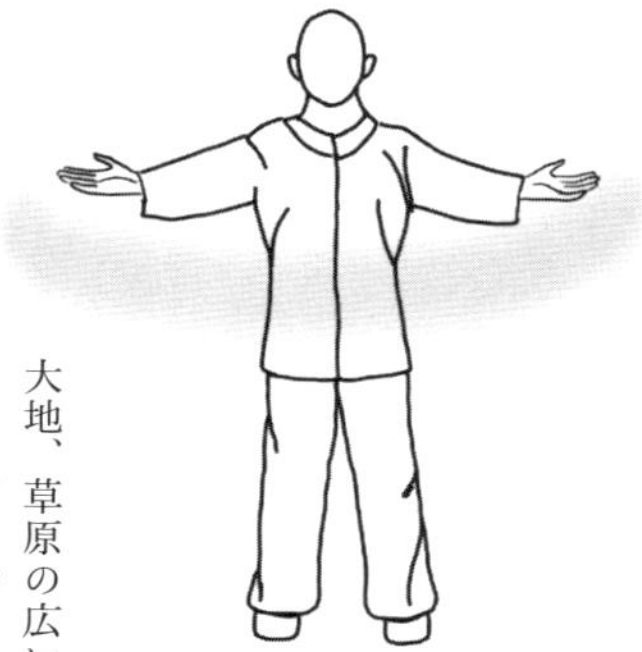

大地、草原の広いイメージを持ちながら開いていく。

2「昇」（金・肺、大腸）

息を吸いながら両手を頭の上の方に上げていく。

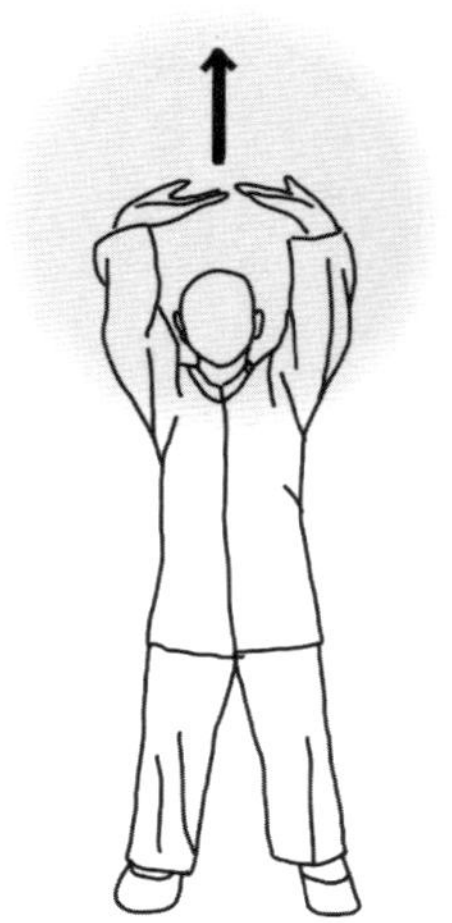

もうこれ以上伸びない、ギリギリまで頑張ったところまで伸ばす。

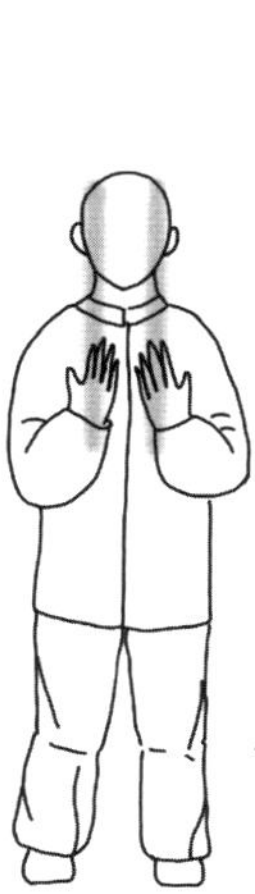

3「降」（火・心、小腸）
息を吐きながら、ため息をつくように、手と同じスピードで降ろす。

頭のてっぺんから下丹田まで、両手で二本の道を浄化しながら降ろす。

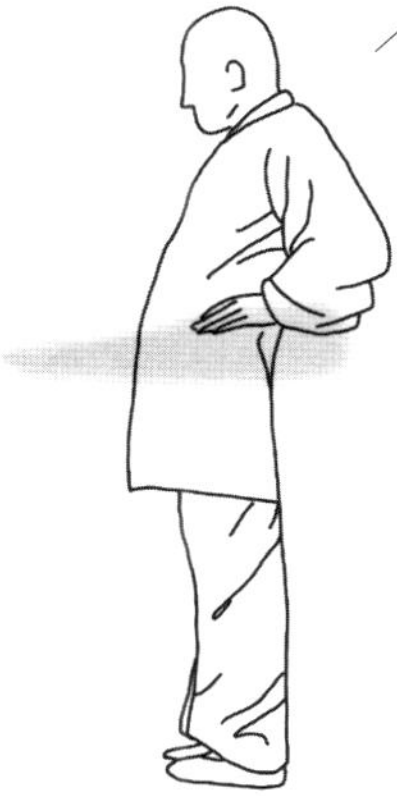

4「開」（水・腎、膀胱）
息を吸いながら両手を腰の帯脈に沿って開き、後ろの腎臓に気を持っていく。

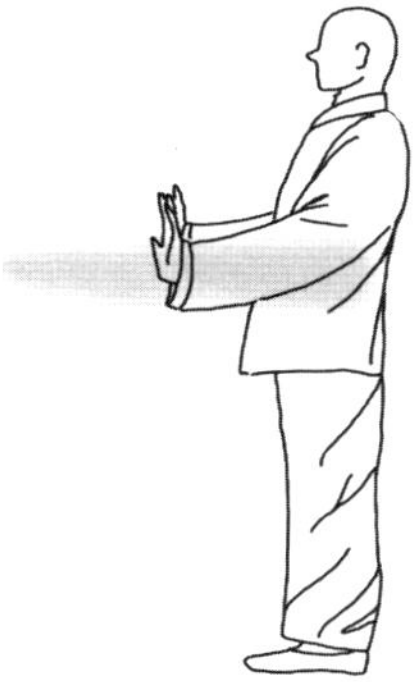

5「合」（木・肝、胆）
息を吐きながら腎臓から肝臓に気を押し出す。

大乗金剛功

私が教えている大乗金剛功《だいじょうこんごうこう》は、上海の気功の伝人《でんじん》[注3]である蘇根生《そこんせい》先生の大乗八宝《はっぽう》金剛功です。全身に気を限《くま》なく巡らせる効果の高い気功法です。

大乗金剛功は、瀉法の気功法として、邪気を流すことができる一方、上達すると、補法の気功法として、お腹に気を溜めることもできる気功法です。

ポイントは、龍の動きのように、背骨をくねくね、ほろほろと、S字を描くようにダイナミックに動かすことです。

【動作】

・両足は肩幅に開き、平行にして立ちます。
・膝はやや緩めます。膝から下はしっかりと重くします。
・合掌をして、陰陽を合一し、ゼロをつくります（八八頁）。

1「開」

・息を吐きながら、合掌していた両手を前に伸ばしていきます。

注3　その気功法の伝承者として師から認められた人

・息を吸いながら、両手を横に開いていきます。この時、手の平は上向きです。

2「昇」
・息を吸いながら両手を頭の上の方に上げていきます。
・頭の上で手を軽く握り、手の平側を上に向け、両手で背骨を引っ張り上げます。背骨から気が昇っていきます。もうこれ以上伸びない、ギリギリまで両手で背骨を引っ張り上げます。

3「降」
・手を軽く握ったまま、手の平側を下に向け、ゆっくり息を吐きながら、手と同じスピードで、宇宙エネルギーを降ろしてきます。背骨を龍のように、くねくね、ほろほろ、S字を描くように動かしながら、手の動きに合わせて上から下へ、任脈を通って大地の近くまで降ろします。

4「昇」
・右手、左手にそれぞれ気のボールを一つずつ持ち、息を吸いながら、下から帯脈まで、両足の陰陽の縫い目に沿って気のボールを持ち上げていきます。この時、中指で縫い目をなぞるようにします（四六頁）。

5「開」

・持ち上げてきた二つの気のボールは意識の上で残したまま、息を吸いながら、帯脈のところで、両手を開きます。この時お腹はへこんでいます。

6「合」

・身体の前でもう一つ気のボールを作ります。意識の上で残しておいた二つの気のボールと、計三つの気のボールを合わせます。

7「降」

・逆腹式呼吸で、息を吐きながら、お腹を膨らませて、気のボールを下丹田に入れます。下丹田から下半身、足裏を通して気を大地まで入れます。

・1から7を適度に繰り返し、最後に収功をします。

【呼吸】

・逆腹式呼吸です。

・息を吸いながら、上に気を昇らせる時は、お腹をへこませ、息を吐きながら、気のボールをお腹に入れる時は、お腹を膨らませます。お腹を膨らませることで、気のボールを入れる場所をつくるのです。

【意識】

・五行功同様、最も大切なことは、2の両手を高く頭の上に伸ばす時の意識です。四次元の世界とつながり、四次元の宇宙エネルギーを持ってきます（八二頁）。

・7の気を大地まで入れる時、男性の場合は、左足が亀（陽）の上に、右足が蛇（陰）の上に立っているイメージを持ちます。そうすると、左足は亀（陽）と大地、右足は蛇（陰）と大地がつながり、陰陽をともに大地に入れることができます（女性は左右逆）。この時、大地とつながる意識を持つことが大切です（五七頁）。

大乗金剛功

1「開」

息を吸いながら両手を頭の上の方に上げていく。

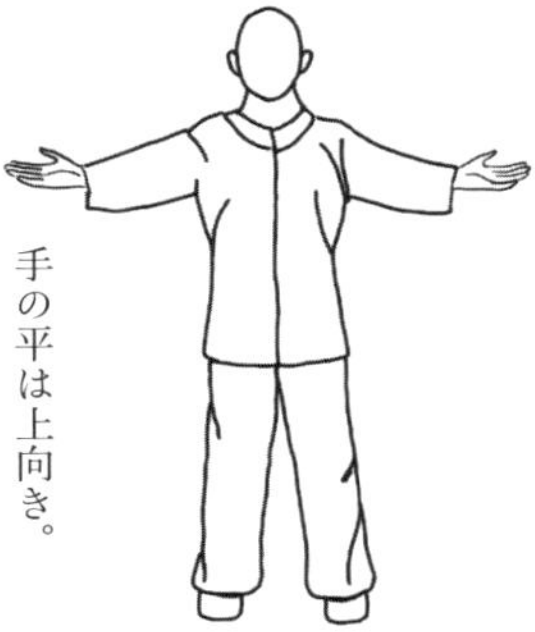

手の平は上向き。

2「昇」

手を軽く握り、手の平側を上に向ける。

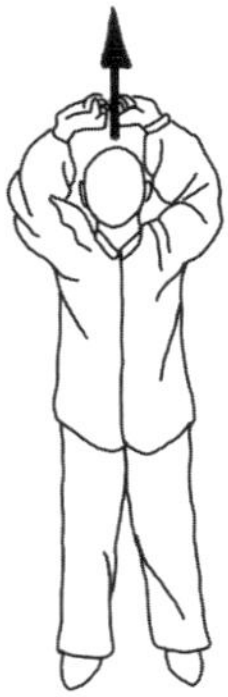

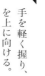

息を吸いながら、両手で背骨を引っ張り上げる。

3「降」

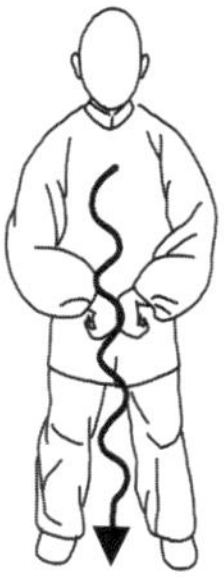

息を吐きながら、背骨を龍のようにくねらせ、手の動きに合わせて、任脈を通って大地の近くまで降ろす。

4「昇」

息を吸いながら、左右の手にそれぞれ気のボールを持ち、帯脈まで持ち上げる。

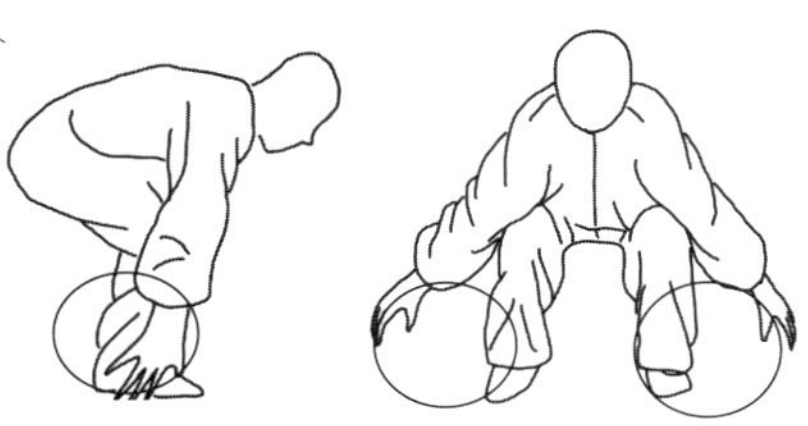

5「開」

二つの気のボールは意識の上で残したまま、息を吸いながら、帯脈のところで、両手を開く。

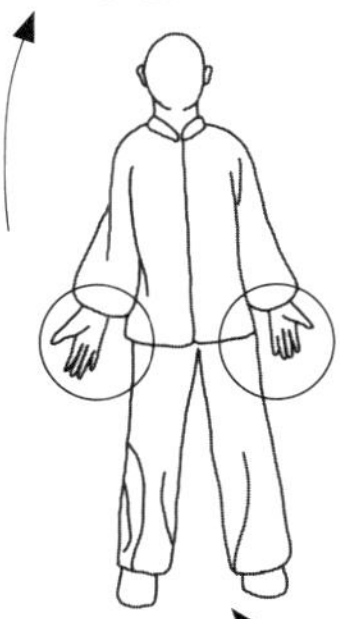

6「合」

計三つの気のボールを合わせて、

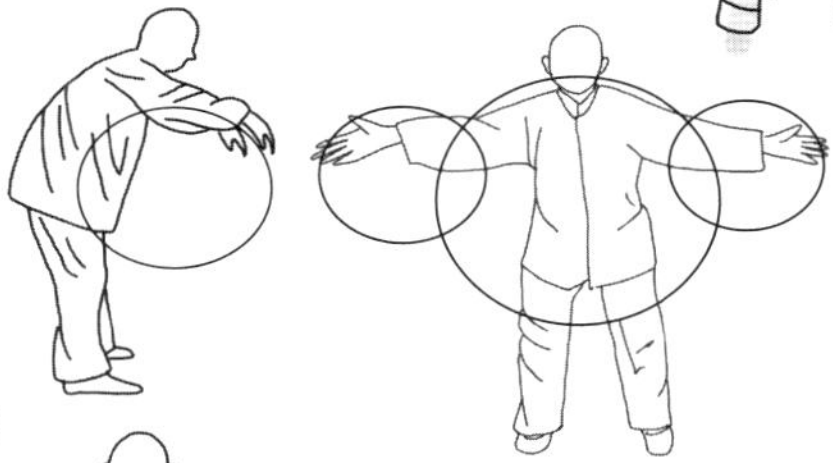

7「降」

息を吐きながらお腹を膨らませて、下丹田、下半身、足裏を通って気を大地に入れる。

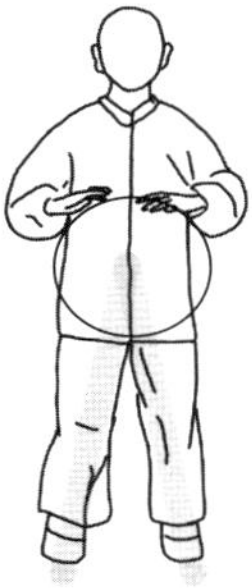

月と太陽の気功法

月と太陽の気功法は、全身の気の流れをよくし、更に陰陽のバランスを整えることに効果的な気功法です。

【動作】

・両足は肩幅に開き、平行にして立ちます。
・膝はやや緩めます。膝から下はしっかりと重くします。
・合掌をして、陰陽を合一し、ゼロをつくります（八八頁）。

1「昇」
・息を吐きながら、身体を前に傾け、足元に満月（陰）をイメージして、満月（陰）の気を両手でゆっくり持ち上げていきます。

2「開」
・胸の中丹田のあたりから満月（陰）が太陽（陽）に変わります。満月が太陽に変わり、ぱぁーっと空に広がっていくイメージです。太陽のイメージに変えないと陽にはなりません。呼吸も、吸う呼吸に変わります。

3「合」

・そのまま身体を後ろに反らせ、反らせきったところで息を吐きながら、太陽（陽）の気を頭の上から身体に入れ、お腹の前で満月（陰）の気と合わせます。

4「降」

・逆腹式呼吸で、息を吐きながら、お腹を膨らませて、気を下丹田に入れます。下丹田から下半身、足裏を通して気を大地まで入れます。

・1から4を適度に繰り返し、最後に収功をします。

【呼吸】

・逆腹式呼吸です。

【意識】

・男性の場合は、右足から満月（陰）、左足から太陽（陽）の気を足裏を通して大地に入れます（女性は左右逆）。この時、大地とつながる意識を持つことが大切です（五七頁）。

月と太陽の気功法

1「昇」

息を吐きながら、満月（陰）の気を両手でゆっくり持ち上げていく。

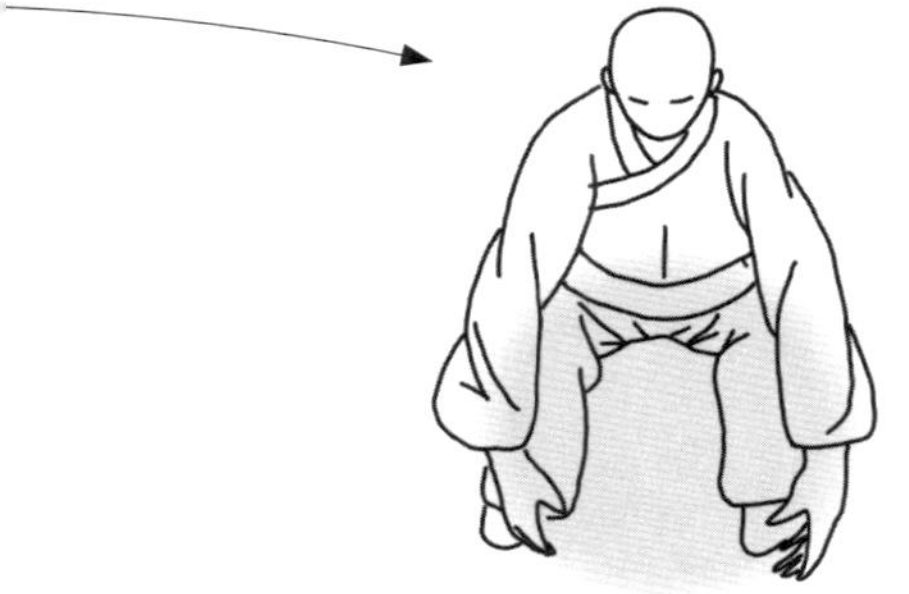

2「開」

中丹田のあたりから満月（陰）が太陽（陽）に変わる。

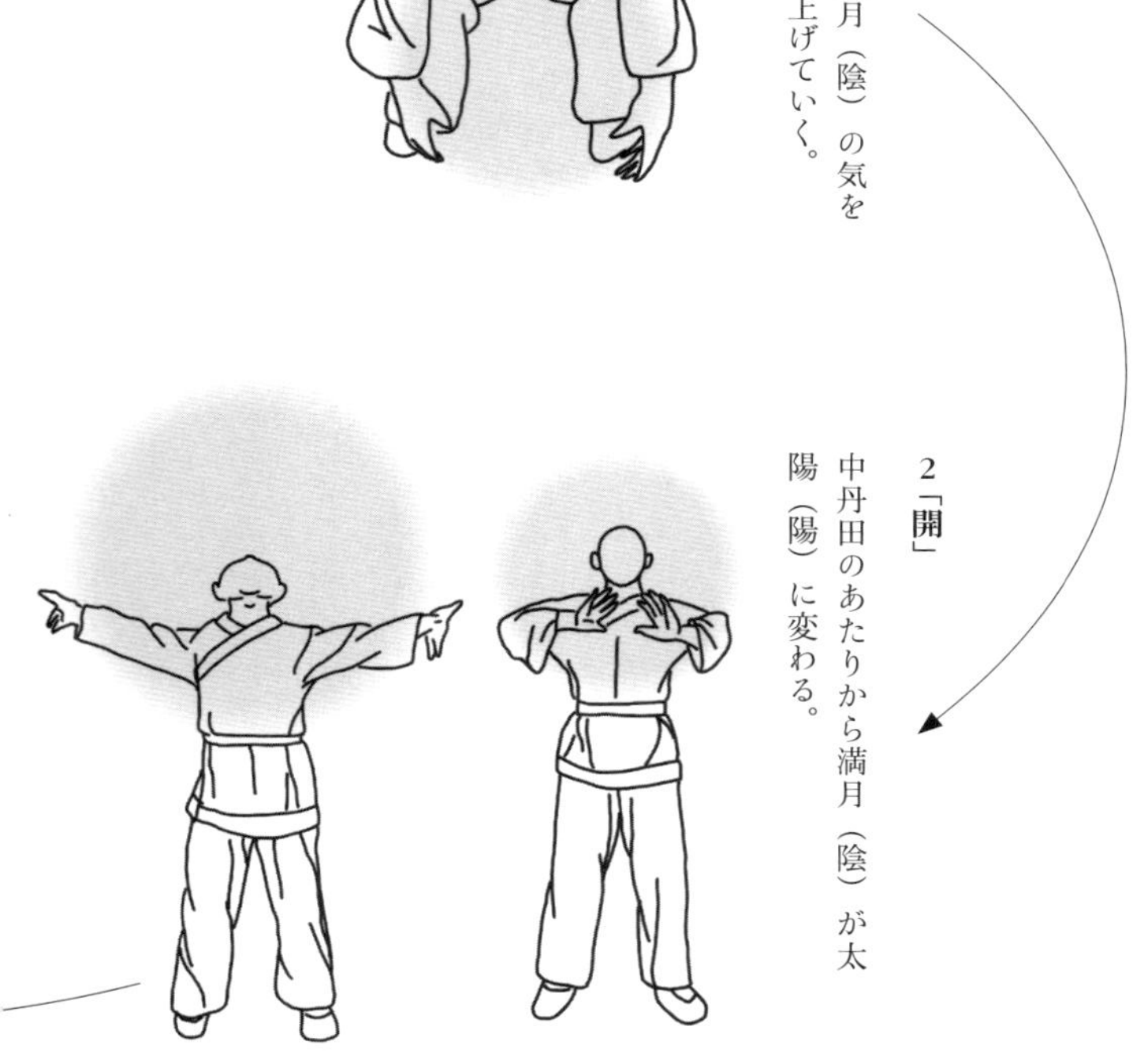

4「降」

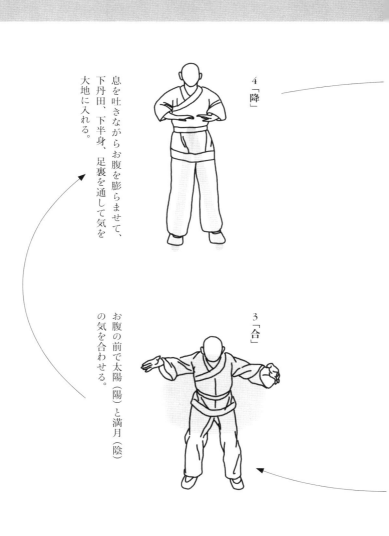

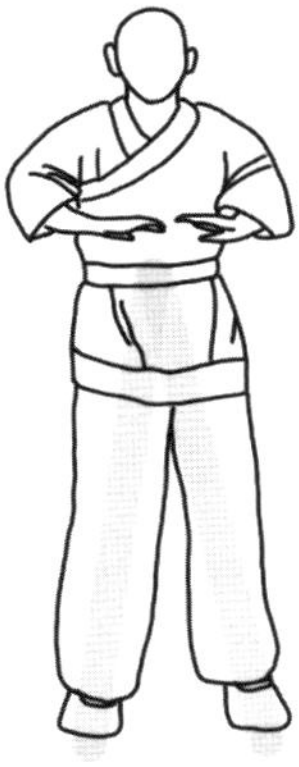

息を吐きながらお腹を膨らませて、下丹田、下半身、足裏を通して気を大地に入れる。

3「合」

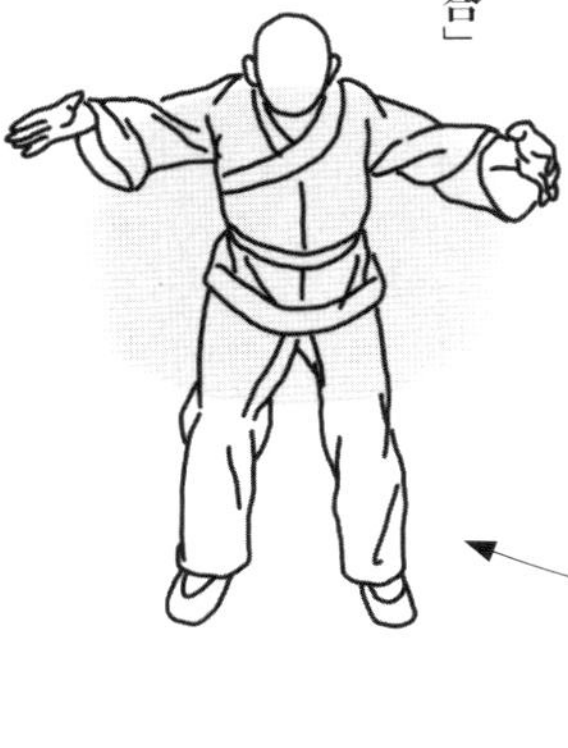

お腹の前で太陽（陽）と満月（陰）の気を合わせる。

香り気功

香り気功は、とてもレベルの高い密教の気功法です。やり続けると、全体的に優しいエネルギーを自分で感じてきます。

パドマ・サンバヴァ[注4]がインドからチベットに行った時、チベットで伝えたと言われています。その後、師から弟子へ直伝され、現代の香り気功の創始者である田瑞《でんずい》生《せい》先生に受け継がれました。田瑞生先生は十二歳の時に難病にかかったのですが、その時、放浪中の香り気功伝人、釈悟空法師《しゃくごくうほうし》に香り気功を授けられ、難病を克服しました。

〝何故、香り気功という名前なのですか？〟

この質問をよく受けます。

香り気功を続けていると、身体から良い香りが出てくるからです。

では何故良い香りが出てくるのでしょうか。

人間には香りがあります。特に頭に香りがあります。赤ちゃんや三～五歳ぐらい

注4　チベットに密教をもたらした人物。チベット密教の開祖。

の子供の頭は良い香りがします。でも歳を取ると頭が臭《くさ》くなります。これは頭のてっぺんが閉じて、天と良い気の交流ができなくなったからです。子供は純粋で、天とつながっています。だから良い香りがするのです。香り気功を行うと天とつながり、赤ちゃんや子供のような良い香りが出てきます。

〝どのような香りですか？〟

この質問もよく受けます。

一般的には白檀《びゃくだん》の香りです。

お坊さんでも神父さんでも、亡くなった時、身体の中から白檀の香りが出てくる方がいます。その方は本物です。とてもよく修行した方は、亡くなった時、身体の中のエネルギーを発散し宇宙に返すのです。でも修行していなかった方は臭くなります。

香り気功には「初級編」「中級編」「上級編」があります。

香り気功の動作の順番は、人の命を作る順番との関係があり、順番はとても大切です。

「**初級編**」

上半身、手の動きが中心です。気を意識しながら手を動かします。身体のことがわかり、宇宙との関係、エネルギーが優しくなるのが初級です。健康、気の増強、心身を頑健にすることに効果があります。病気を治すには初級編の方がよいです。

「**中級編**」

上半身、手の動きに下半身の動きが加わります。

特別な能力を開発します。大切なことは初級編と同じく、気を意識しながら行うことです。

「**上級編**」

初級編、中級編をマスターした人に特別に授けられる、直伝のみです。

指が動いて具体的な手印《しゅいん》[注5]が出てきます。手印が出てくると周りのパワーが強くなります。そして最後に站桩（九二頁）が出てきます。こういうことは秘伝の部分です。

注5　手の指でさまざまな形を作り、印を結ぶこと。

鶴気功

鶴気功は、正経十二経脈《せいけいじゅうにけいみゃく》、奇経八脈《きけいはちみゃく》（一〇頁）と、全身の経絡全てを開き、全身の気の流れを良くすることができる優れた気功法です。

私は上海八分間気功（八分鐘功法《はっぷんしょうこうほう》）の達人、司徒傑《しとけつ》先生より直接教えていただきました。鶴気功は心包経《しんぽうけい》[注6]のことを大切にしていますし、それ以上に陰蹻脈《いんきょうみゃく》[注7]から全身の脈が開いてくる特別なものです。

鶴気功では、鶴が水を飲み、お腹に入れる動作を真似します。鶴が水を飲みたい時、首をぎゅーっと伸ばすではありませんか。その動作を真似するのです。でも、この時大切なことは、私たちは水を飲むのではなく、気を飲むということです。こういう感覚は自分でやらないとわかりません。でもやるとわかってきます。どんどん鶴が水を飲む感覚がわかってきます。そして動作に合わせ、呼吸、意識も合わせて気を飲み、お腹に気を入れる感覚がわかってきます。それは鶴気功の良いところです。

鶴気功は、動作も呼吸も意識も難しいのですが、練習すれば必ず上手くなります。

鶴気功のように、あるとても良いものを繰り返して練習すると、他の流派とも、何となくつながってくる感じが出てきます。私は鶴気功を大切にしていますし、と

注6
手の厥陰心包経。腕の内側中央に分布。

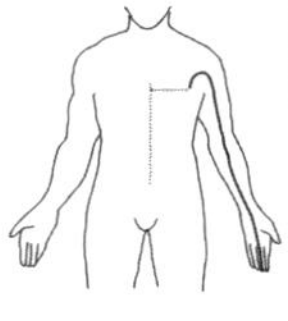

注7
奇経八脈の一つ。全ての陰経と連絡して、溢れた気血を蓄える働きをする。

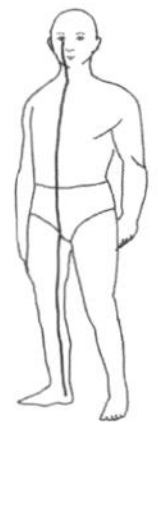

ても信じています。

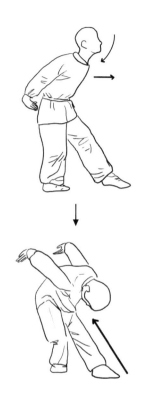

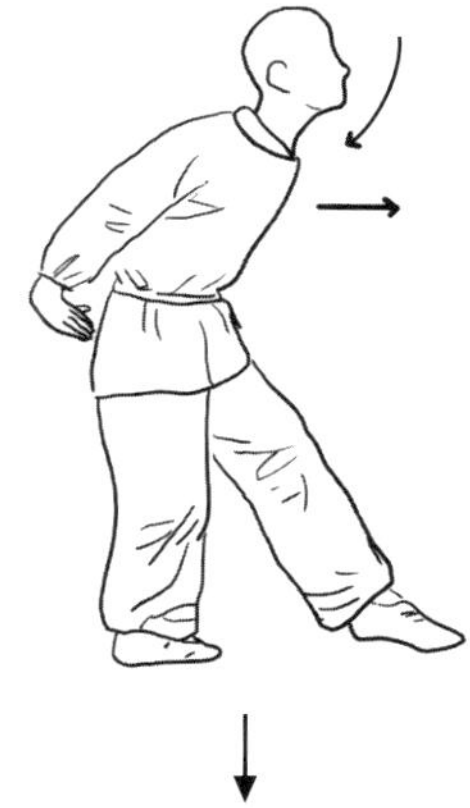

爪先を着け、息を吸う時に顎《あご》を上げる。意識は爪先に。そこから身体を前に倒しながら、息を少しずつ吐く。

息を吐き続けながら、顎で爪先から下丹田、更に膻中まで気を導く。

【動功の奥義】

動功における三つの奥義をお伝えします。

一　宇宙エネルギーを身体に降ろす

動功の一つ目の奥義は、宇宙エネルギーを降ろし、身体に気を入れるためのものです。動功で最も大切なことは、両手を上に伸ばして、天とつながり、宇宙エネルギーを降ろしてきて、頭の上から身体に気を入れるところです。

宇宙エネルギーは四次元以上のエネルギーです。人間の身体は三次元です。身体の周りの空間は三・五次元です。両手を上の方に伸ばして、伸ばして、もうこれ以上伸びない、ギリギリまで頑張ったところ、そこは四次元です。従って、両手を上の方に伸ばして、四次元とつなげ、四次元のエネルギーを持ってくるのです。息を吐きながら、ため息をつくように、ゆっくりゆっくり、手と同じスピードで降ろしてきます。図5

この時、手と身体との距離は、十五～二十センチぐらいです。図6　身体に直接触れながら、身体を直接手でマッサージしながら、気を入れた方が身体に入る気の量がもっと多くなるのではないか、と思われるかもしれませんが、そうではありません。気功は、身体には直接触れず、身体の周りの空間、三・五次元のところで、気を運搬するところに秘伝があるのです。

人間を含む霊長類は、チンパンジーやオランウータンなども、手と足のエネルギーが一番強いのです。だから気功師は手で治療をするのです。站桩功（九二頁）で、基本の三円式站桩功を大切にするのも、手のエネルギーを強くするためです。

手のエネルギーが強くなると、身体の表面を自分で浄化することができるようになります。レベルが高くなると、他人を浄化することができるようになります。もっとレベルが高くなると、遠隔治療で他人を浄化することができるようになります。更にもっとレベルが高くなると、人類を浄化することができるようになります。

図5

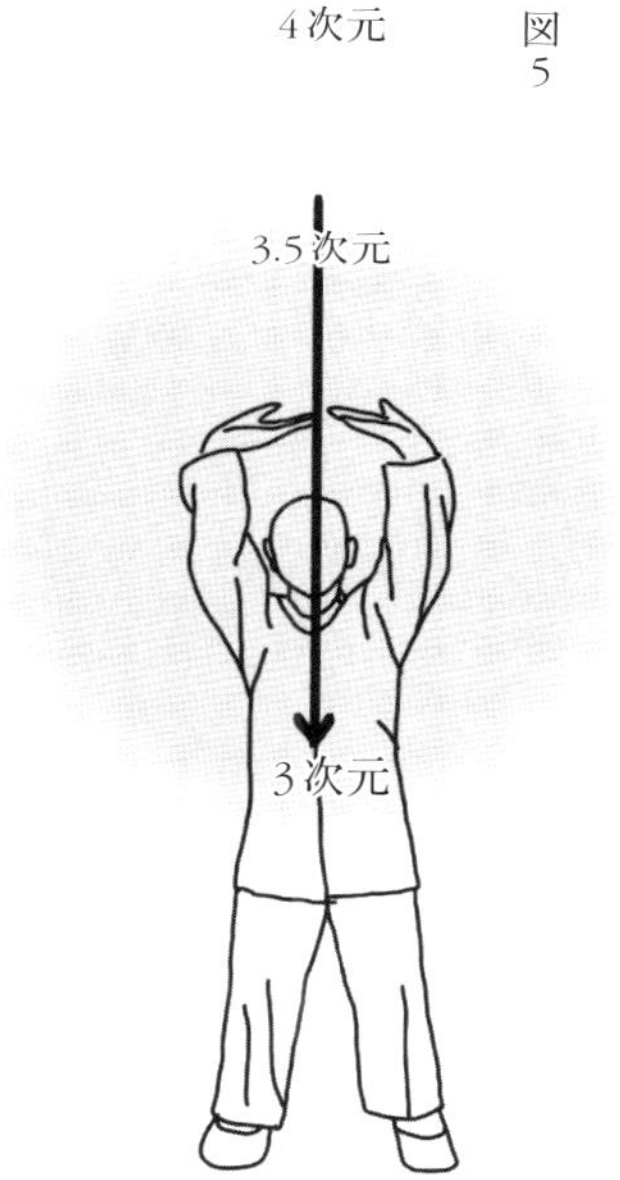

図6

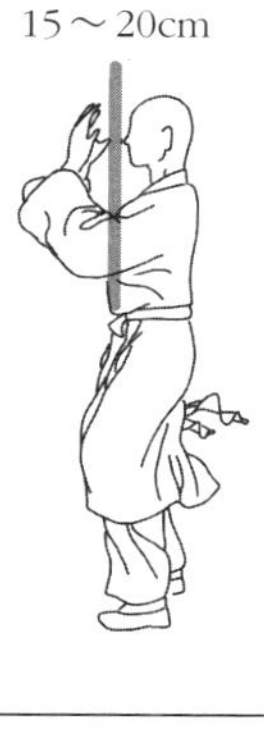

二　バリア

動功の二つ目の奥義は、身体の周りの空間、バリアに関するものです。

気功では修行も、診断も、遠隔治療なども、全て意守《いしゅ》注8の状態で行うことが大切です。意識は第三の目に集中し、わずかな意識だけを残して、あとは朦朧とした状態で行うのです。

三次元の身体と四次元以上の宇宙エネルギーとの関係を強くするには、三・五次元の混沌状態をつくらないといけません。自分自身に混沌状態をつくらないと、混沌状態の宇宙とつながることができないのです。

そのため、気功では全て、自分の身体の周りに、気のバリアをイメージしながら、その中で行います。バリアは三・五次元です。宇宙エネルギーは、三・五次元のバリアを通して、三次元の身体に入ってきます。

蚕《かいこ》も自分の繭《まゆ》の中でゆっくり蛹《さなぎ》になるではありませんか。私たちも自分の周りに、蚕の繭のようなバリアをつくって、その中で、ゆっくりゆっくり動功をするのです。站桩功も静功（瞑想法）も同じです。バリアの部分の意識を強く持ちながら行うことが大切です。

キリスト教でもマリア様の周りに光輪、バリアがあるでしょう。また、仏像様の周りにも光輪があるでしょう。人間の周りにも光があります。でも弱いです。しかし修行をすれば修

注8　丹田に意識を集中すること。

行をするほど、その光が明るく強くなります。

動功は、外から見た時の動作は同じでも、バリアをイメージしながら行えるようになると、それは上級です。書道でも、小学校一年生と大学生では同じ文字を書いたとしても違うでしょう。例えば〝永〟の文字。この文字は、中にいろいろな秘伝の要素を持っています。書聖といわれた王羲之《おうぎし》（三〇七?～三六五?）は、〝永〟の文字を十四年間も研究したそうです。〝永〟は誰でも書けます。太さも筆順もわかります。ではなぜ、王羲之はそれだけの時間をかけて研究したのでしょうか? 動作は同じだけど、研究し続けると得られるものがあるのです。同じ文字でも、書けば書くほど、文字の中の秘伝の要素が出てくるのです。型だけではなく、意識レベルが変わってくるのです。意識レベルが変わると、書と宇宙がつながるのです。これは気功も同じです。

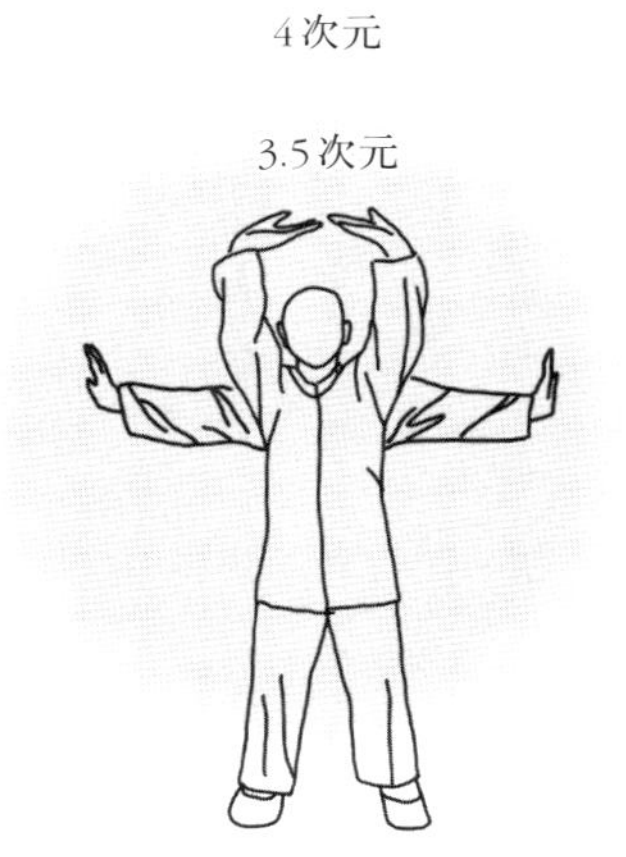

三　陰陽を合一し、ゼロをつくる

動功の三つ目の奥義は、ゼロパワーに関するものです。
動功、站桩功などを行う前に、合掌をして、陰陽を合一《ごういつ》し、ゼロをつくってから始めます。男性の場合は、右手が陰、左手が陽です（女性は左右逆）。合掌をして陰の気と陽の気を合わせて一つにすると、陰でもない、陽でもない、ゼロパワー、第三のパワーがでるのです。気功の原理は、〝一＋一は二〟ではなく、〝一＋一はゼロ〟なのです。ゼロはゼロパワーと言います。仏教で、合掌をして、念仏するのはゼロパワーをだすためです。

ゼロパワーは人間の念力と関係があります。念ずること、拝むこと、神様にお願いすること、いろいろな宗教があっても全て同じです。

まず陰陽を合一し、自分にゼロをつくることが大切です。ゼロをつくって、念ずれば神様は聞いてくれます。神様とは宇宙エネルギーのことです。自分の身体の中の気と、周りの宇宙エネルギーが合体して、良い波動、良い波長が来るのです。これが気功で大切にしているゼロパワーです。

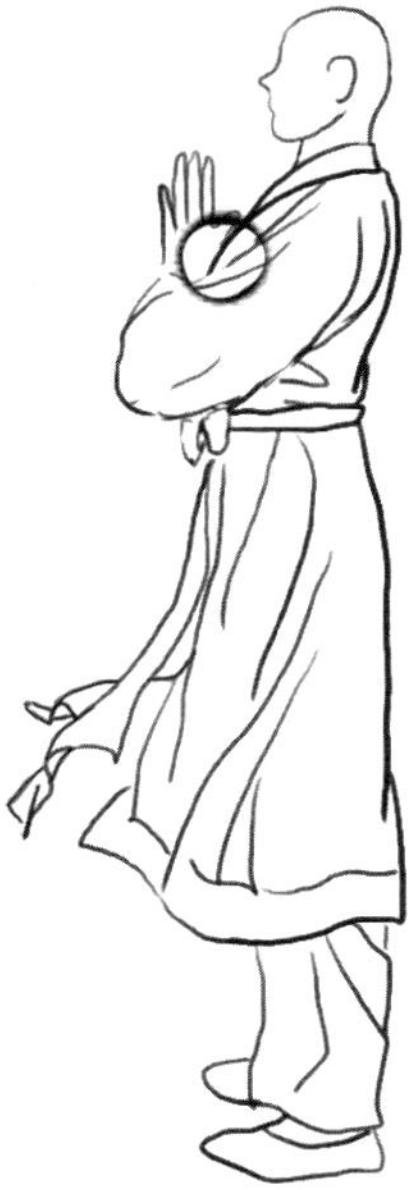

陰陽を合一し、自分にゼロをつくる方法

・両足は肩幅に開き、平行にして立ちます。
・膝はやや緩めます。膝から下はしっかりと重くします。
・目を半眼にして、意識は第三の目のところに置きます
・真っ白いたんぽぽの綿毛のようなもの、光が見えてきたら、第三の目に入れます。第三の目に意識を集中し、わずかな意識だけを残して、あとは朦朧とした状態になります。

・両手を横に広げ、手の平を上に向け、上に上げていきます。
・頭の上で、陰の気と陽の気を、両手の中に入れて合掌をします。男性の場合は、右手が陰、左手が陽の手です（女性は左右逆）。
・両手を合掌した状態で、頭の上から上丹田、中丹田まで、両手の手根《しゅこん》と膻中がつながるところまで降ろし、陰陽を合一し、自分にゼロをつくります。ゼロパワーがでます。この時、両親指から真っ赤なエネルギーがでて、どんどん任脈に入っていきます。
・中丹田に気が集まります。手根と膻中がつながってくるのを感じます。
・その後、各動功、站桩功に入ります。

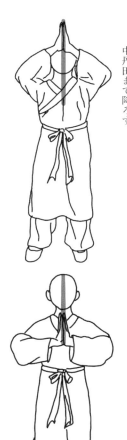

頭の上で、陰の気と陽の気を、両手の中に入れて合掌し、上丹田、中丹田まで降ろす。

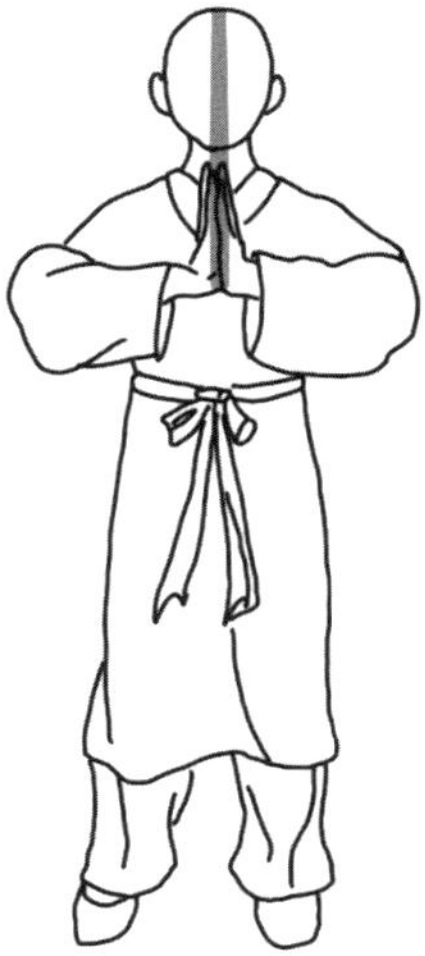

手根と膻中がつながってくるのを感じる。

気功秘話　阿修羅像について

阿修羅《あしゅら》像は、芸術的な評価の高い仏像様ですが、気功的に見ると、ただ美しい仏像様というだけではありません。

阿修羅像が作られた時代は、戦争や飢饉など、日本が大変な時代でした。今の日本はそういう時代ではありませんが、やはりある面、生き方とか、大切なことを考えないといけません。阿修羅像はそれを教えてくれます。

阿修羅像の表情は慈悲です。笑うということは、感情的、情的なことです。慈悲は笑うでも怒るでもありません。かわいそうね、かわいそうねと泣くことでもありません。慈悲は愛よりもっとレベルの高い精神状態です。笑ってても怒ってもいないよ、泣いてもいないよ。ただそういう事実を認めて、認めている。これからも頑張るしかない。慈悲は宗教の最高の状態です。

阿修羅像の手には色々な形がありますが、それは全て手印です。

阿修羅像が作られた時代は、今のように、動作、手印を記録する動画撮影技術がなかったので、お坊さんはいくつかの手の動きを重ね合わせた仏像を作り、その形と動き、順番を伝えようとしたのだと思います。

私から見ると、阿修羅像には、合掌、横に伸びる、上に伸びるなどの動作があります。気功の動功も基本は手を伸ばすことです。伸ばす先は、自分の周りのバリアを超えた四次元のところです。四次元のエネルギーとつながったら、自分の周りの三・五次元のバリアを通じて、三次元の自分の身体の中心、中丹田に戻し、合掌します。続けて別の角度で伸ばします。四次元のエネルギーとつながって、中丹田に戻し、合掌します。昔のお坊さんが阿修羅像を通して伝えようとしていたものと同じものを感じます。

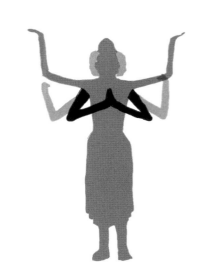

三つ目の入り口　站桩功

站桩功は〝立禅《りつぜん》〟ともいい、禅のひとつのやり方です。

〝站〟は動かないこと、〝桩〟は根を下ろして立つことで、站桩は、じっと動かずに立っているという意味です。〝座禅〟は皆さんよくご存知ですが、〝立禅〟という言葉は知らない方も多いかもしれません。立禅とは〝立つと禅になる〟ということです。〝座ると禅になる〟、それは座禅です。〝動くと禅になる〟、それは〝動禅《どうぜん》〟です。禅は目的です。人間と宇宙が一体になった世界、宇宙とつながっている世界、梵《ぼん》の世界、それが禅の世界です。禅になったら、最高レベル、最高の状態ですね。

気功も宗教も、全て手段です。座禅も長く座れば禅になります。立禅も長く立てば禅になります。禅にならないと、相当なレベルには入れないのです。頭がぼーっとなってきたら、宇宙とつながっていきます。身体が無になってきたら、自然治癒力もアップします。

〝桩〟について

站桩功をお伝えするにあたって、まず、站桩功の〝桩〟について説明します。桩は木でいうと、土から上の六十センチぐらいの部分から土の下の根の部分の間のことです。いくら気功、太極拳、武術、カンフーを修行しても、膝から下の部分、桩の部分が強くならなければ意味がありません。

気功に〝天門常開、地戸常閉（天の門はいつも開いていて、地の戸はいつも閉じている）〟という言葉があります。宇宙エネルギーは上から入ってきます。でもその入ってきたエネルギーが、そのままどんどん下まで降りていったら、大地にエネルギーが逃げてしまいます。だから站桩功の時、下半身、特に膝から下をしっかりさせるのです。

中国の昔の様々な流派の先生は、皆さん、站桩がすごいです。站桩で立つと、ぴたりとして、全く動きません。膝から下がしっかりしていて、大地との関係がしっかりしているのです。

そのような站桩を長くすると、身体の中の気が強くなります。下半身の気の密度が高まり、身体全体に安定感が出てきます。身体の邪気も自然に下半身に集まり、足の裏から出て行きます。身体の中の環境が変わります。こういう世界は、話より実際にやるしかありません。站桩もやるしかありません。ただ正直な話、二千時間、三千時間站桩をしないと身体で悟ることは難しいです。

日本語にこれを表す言葉があります。覚悟です。覚悟とは〃覚〃から〃悟〃になるということです。〃覚〃は感覚です。長い時間、站桩をし続け、頭がぼぅーとしてきて、意識が無くなってくると〃覚〃という感覚（一覚、二覚……）が出てきます。たとえ、毎日三十分、一時間の修行でも、そういう〃覚〃という感覚は大切です。〃覚〃があると、どんどん〃悟〃になります。

陰陽合一

人間は生まれた時、皆〃純陽《じゅんよう》〃[注1]の状態です。しかし、男性も女性も性的なことがわかってきて、女性の生理が始まる十二〜十四歳の頃から純陽の状態ではなくなってきます。陰陽の意識が出てきます。

子供は冬、素足でも寒くありません。薄着で外で遊んでいても暖かです。純陽の状態なので、変なものが入りにくいのです。両親からもらった先天的な良い気が子供を守っています。子供は純粋ですし、正直に喜び、動きます。

人間は歳を取ったら、子供の真似をすることが一番良い勉強です。歳を取れば取るほど、激しく極端なものが強くなります。陽が上に逃げて、陰が下に行き、身体の中で陰陽が分離していきます。命とは陰と陽の引っ張り合う力です。それが長生

注1
純陽とは、陽が極めて強いことを指す。中医学では、小さな子供は〃純陽〃と言い陽の塊と考えている。

きする元です。陰陽が合一すると長生きします。陰陽が分離してしまうと、人間は死んでしまいます。

人間の身体には、陰陽バランス調整センターがあります。上半身と下半身の陰陽の真ん中、中丹田です。図1 ここは陰陽バランスをコントロールする部分です。このコントロールが乱れると、身体が混乱し情緒が不安定になります。この状態を現代の言葉で〝自律神経が乱れている〟と言います。ほとんどの病気は交感神経が興奮しすぎるところからくるものです。まず、交感神経、興奮のしやすさを抑えないとだめです。そうすると副交感神経の力がどんどん強くなり、バランスが取れてきます。すぐ怒る方は、上半身に陽の気が上がっています。血圧の高い方、糖尿病の方も全て、陽の気が上がってしまっているのです。興奮して陽の気をどんどん燃やし、どんどん減らしてしまいます。よく頭の血管が切れるという話を聞きますが、そういう方は陽の気が上半身に上がって、下半身、足が冷えています。歩いていてもフラフラしています。

前立腺の病気、おしっこが漏れる方なども、全て下半身が弱っています。若い方でも下半身が弱い方が多いです。そのまま立つ、正座するということが足りないのです。そういう教育が足りないのです。現代は、運動をする方は多いけれど、站桩、瞑想をする方はあまり多くありません。健康になりたかったら、上半身に気が上が

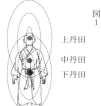

図1

ることをしないで、下半身に気を沈めることです。仙人は下半身が熱く、上半身は冷めていて、冷静で興奮しません。もし長生きをしたいのならば、下半身を熱く重くしなくてはいけません。

下半身が陽になると、大地の陰とつながり、大地の陰が昇って天の陽とつながります。つながる力を強くして、身体の中の気を逃さなければ長生きします。

三つの丹田の関係

基本的に站桩功の修行は下丹田からです。站桩を長い時間していると、下丹田に溜まった気は、自然に背骨に沿って、中丹田、上丹田に上昇します。上に昇ったら、頭と天との関係がもっと強くなります。頭と天との関係が強くなった状態で、更に四十分から一時間ぐらい站桩をすると、気は降りてきて、中丹田を通って、下丹田に入ります。それが収功です。最後は、上丹田、中丹田、下丹田が一つになる〝三《さん》丹帰元《たんきげん》〟になります。そうすると生命力が強くなります。上丹田まで昇った気を降ろして下丹田に入れないと、身体に気が溜まりません。気の貯金ができません。

ゾウも百年ぐらい、ずっと立っています。ずっと站桩をしています。だからゾウは長生きするのです。軽い動物、例えば小鳥などは長生きしません。人間も長生きするには、長い時間、站桩、瞑想をして、自分の体重で、自分の身体の密度を高くすることです。身体の気を全て溜めて、気が頭の上から逃げていかないようにするのです。下半身に気を全て集めて沈めるのです。沈めるということは、上昇している気を掴《つか》むということです。

移位運動

筋肉の運動には〝等長運動《とうちょううんどう》〟と〝移位運動《いいうんどう》〟があります。[注2] 等長運動とは、筋肉の長さを変えながら筋肉を収縮させて力を発揮させる運動です。五センチの筋肉を、七センチぐらいまで伸ばして、しばらくして収縮させます。一方、移位運動は、筋肉の長さを変えずに筋肉を収縮させて力を発揮させる運動です。站桩は移位運動です。長時間立つことで、筋肉を自分の本来の長さ、良い位置に移動させることができます。元の長さ、良い位置に戻ると、全身の毛細血管なども開いてきて、ゆっくりと良い循環になります。

食道、胃袋、肝臓などの内臓の位置も、歳を取るにつれ、本来の位置と違ってきています。站桩をすると、本来の良い位置に戻っていきます。多くの筋肉が開き、熱くなり、表面ではなく、身体の奥の筋肉を、元の良い位置に戻すことができます。

注2
等長運動と移位運動は、西洋医学でいう、アイソトニックスとアイソメトリックスに当たる。アイソメトリックスによって鍛えられる筋肉の代表であるインナーマッスルは、長時間立っている時などの姿勢の保持に働く。

また、身体の内面のシワも無くすことができます。皆さんは、よく顔のシワを気にしますが、身体の内面のシワについては気にしていません。身体の内面にもシワがあります。それは循環のよくないところ、詰まっているところ、中医学でいう瘀《お》血《けつ》のところです。身体の内面にシワがあると病気になります。長い時間站桩をすると、濡れた洋服をハンガーにかけると水がぽたぽた落ちてシワが伸びていくように、内面のシワが伸びていきます。図2

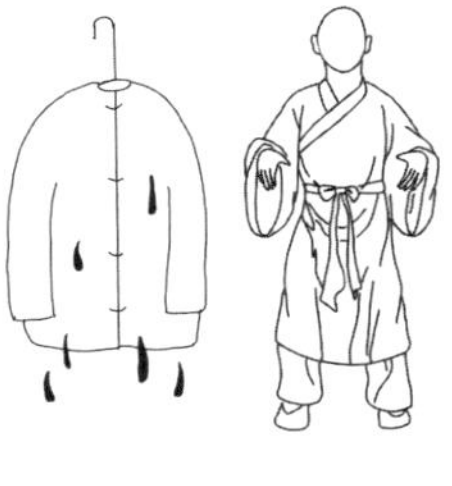
図2

渾元力

站桩は長い時間する方がよいです。カンフー、武術、密教も全て長い時間站桩をします。長い時間站桩をすると、身体の中に自浄の気が出てきます。最初は病気、邪気が出ます。邪気が全て出ると身体は軽くなって、熱くなります。熱くなったら、周りの宇宙エネルギーがわかってきます。その時、身体は正しい気の状態です。站桩で、重力、体重をかけると力が出ます。そういう力と宇宙エネルギーがつながるのです。

気功で溜めているエネルギーは、いわば資本金です。会社の経営も、資本金を元に事業を拡大していくように、身体も自分の元となる気がなければ、周りの宇宙エネルギーとの関係はできません。資本金があれば、だんだん経絡が開いてきます。開いてくれば、ある特別な手印によって、宇宙エネルギーとの関係が自在になります。この站桩で出てくる力を、気功では〝渾元力《こんげんりょく》〟〝膨張力〟といいます。混沌の宇宙からもらった混沌の力。気の最高レベルの力です。

仏像様と站桩

日本のお寺には立っている仏像様がたくさんいらっしゃいます。中国のお寺では立っている仏像様はそれほどありません。私は日本のお寺で仏像様を見た時、これは気功教室だとびっくりしました。なぜなら、私から見ると、仏像様は皆、立って站桩をしているようだからです。

仏像様が站桩をされていると言ったら、失礼だとお坊さんに怒られるかもしれませんが、事実はそうなのです。ある特別な立ち方、手印をすると、宇宙エネルギーとつながることができます。仏像様の立ち方、手印がそうです。ではどうしてそういう立ち方、手印がわかっていたのでしょうか。それは昔の人は、長い歴史の中で、人間の気と宇宙エネルギーの関係の法則を理解していたからだと思います。

高・中・低　三つの站桩功

站桩功には、膝を曲げる角度により、〝高い站桩功〟〝中の站桩功〟〝低い站桩功〟の三つがあります。高い站桩功から中の站桩功、低い站桩功になるに従い、大腿筋に強く圧力がかかり、気をより多く作り出すことができます。

健康のために站桩をするのであれば高い站桩功だけでよいでしょう。ただ、特別な能力が欲しい、治療の能力が欲しいというのであれば、低い站桩功、厳しい站桩功をしないといけません。

厳しい站桩功とは、言うなれば、刀鍛治が刀を鍛錬する際、鉄の温度を高くするようなものです。五百度の温度では良い刀は作れません。千度ぐらいだったら良い刀が作れます。昔の名刀は二千度ぐらいと言われています。つまり良いものを作りたければ、厳しい修行をする必要があるのです。

站桩功の修行は、高い站桩功から始めます。まず高い站桩功をし、中の站桩功、低い站桩功と徐々に修行していきます。なぜなら、身体ができていない初心者の方が、いきなり低い站桩功をすると、膝などに痛みが出てくる場合があるからです。

「高い站桩功」

膝をやや曲げて立ちます。


「中の站桩功」

膝を更に曲げて立ちます。


「低い站桩功」

膝を更に深く曲げて立ちます。

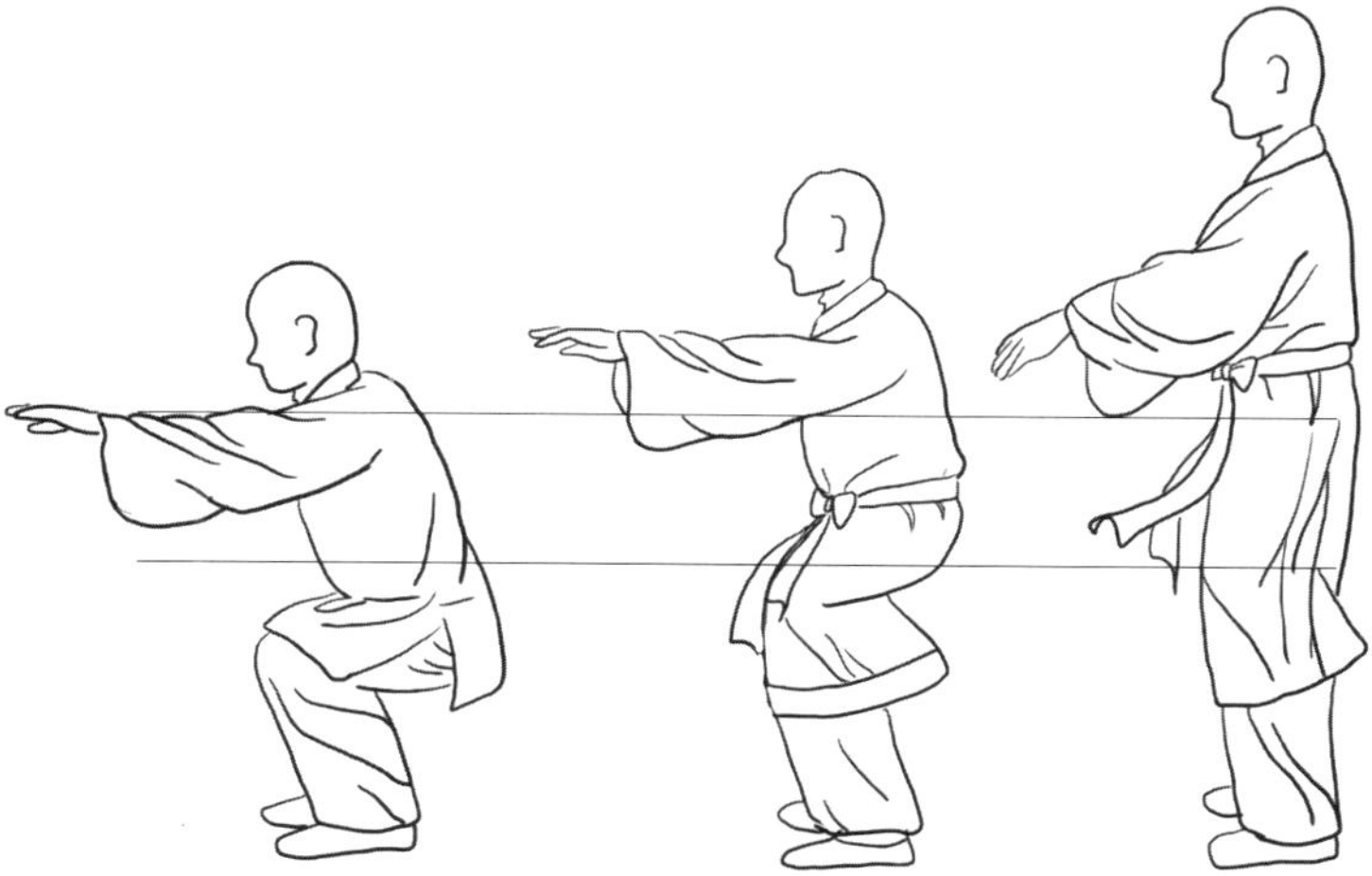

三円式站桩功

三円式站桩功は站桩功の基本です。気を溜め、充実させるのに効果的です。身体の内面のシワを伸ばすのにも効果があります。

【動作】

・両足は肩幅に開き、平行にして立ちます。
・膝は甩手の時より、やや曲げます。膝から下はしっかりと重くします。
・合掌をして、陰陽を合一し、ゼロをつくります（八八頁）。

・三つの円を作ります。
（一円）両手でお腹の前に、大きな丸い気のボールを抱えるように立ちます。
（二円）股関節から両膝の間に、大きな丸い気のボールを抱えるように立ちます。
（三円）胸の前に、大きな丸い気のボールを抱えるように立ちます。
背中は、びしっとまっすぐでもないし、猫背でもない感じで立ちます。
・両手と下丹田の角度は正三角形です。正三角形にならないと気の感覚は出ません。

・一本一本の指の間は気を感じる程度に開きます。指と指が磁石で引っ張られるような感じ、指と指の間にギリギリ気を感じる距離がちょうどよいです。あまり開きすぎても、閉じすぎてもだめです（四六頁）。

・横から見た時、爪先と曲げた膝の先と、目の位置がちょうど一直線になるように立ちます。腰が反らないようにします。

・最後に収功をします。

【呼吸】

・自然呼吸です。

【意識】

・気が上がらないように、上半身はため息をつくように力を抜きます。長時間行うと、身体の重みで、どんどん下半身が重くなり大地とつながります。上半身の陽が下半身に降り、足裏から大地の陰とつながることができれば大成功です。

三円式站桩功

（一円）
両手でお腹の前に、大きな丸い気のボールを抱えるように立つ。

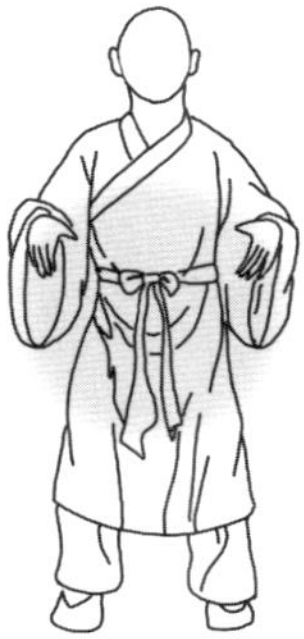

（二円）
股関節から両膝の間に、大きな丸い気のボールを抱えるように立つ。

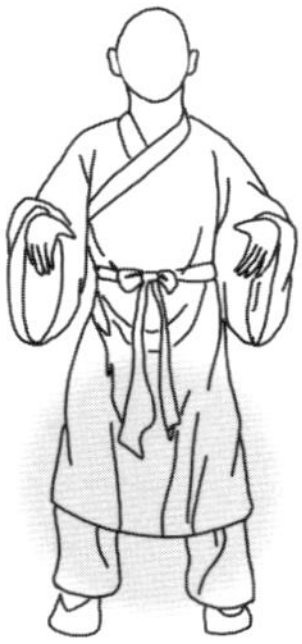

（三円）
胸の前に、大きな丸い気のボールを抱えるように立つ。

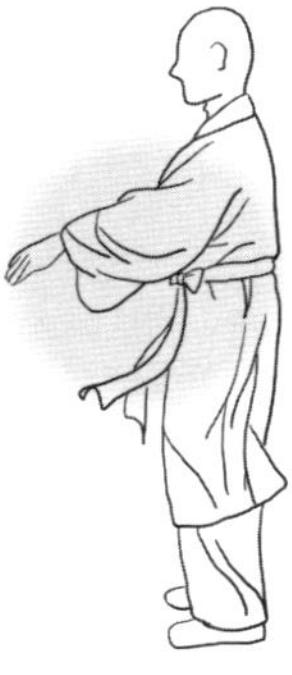

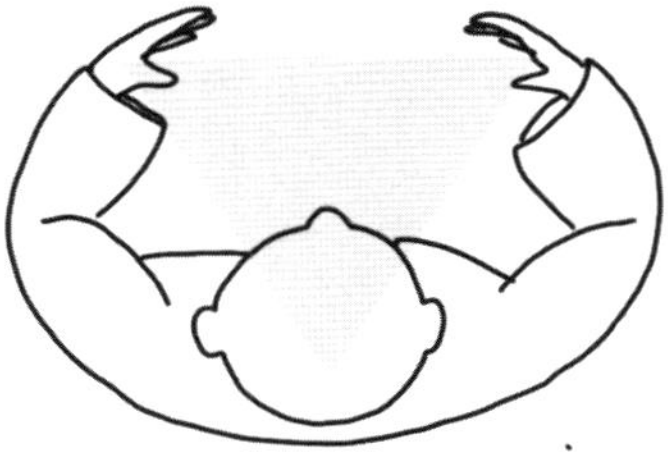

両手と下丹田の角度は正三角形。

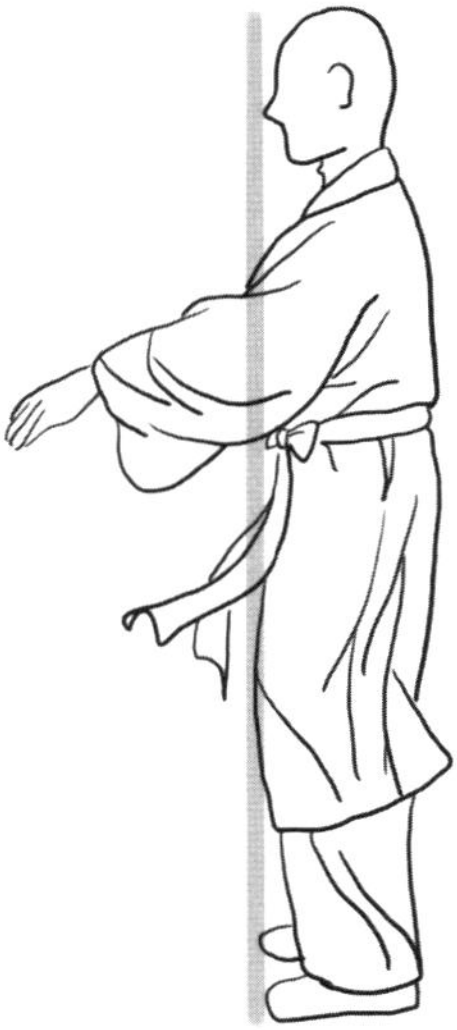

足の先、膝、目の位置がちょうど一直線になるように立つ。

一指禅

一指禅《いっしぜん》は、密教の流派からの手印と、少林拳の站桩功が合わさってできました。下丹田の力を強くし、陰陽の交流を行うことに効果的な気功法です。長時間続けると、気のレベルを高める効果があります。

一指禅の中で現代最も有名な方は闕阿水《けつあすい》先生です。私の知識は、闕阿水先生の弟子で、空勁《くうけい》気功の黄仁忠《こうじんちゅう》先生から得たものです。

一指禅は指の力を強くします。長時間一指禅を修行すると、指先から光がでます。一指禅は指で治療する能力が高くなるので、一指禅の流派の方にはガンの治療能力を持っている方が多くいます。私の母が頬の裏側に黒い悪性腫瘍（ガン）ができた時も、一指禅の気功師に治してもらいました。その気功師は、二本の指を母の頬の悪性腫瘍のある場所に二〜三分当てていただけです。たったそれだけで、次の日母の口の中から黒い悪性腫瘍がなくなりました。

一指禅の秘伝は大地とつながることです。エネルギーは天から入って大地とつながります。大地とつながる意識がなく、ただの動作だけしても、それは一指禅ではありません。一指禅にはいろいろな動作がありますが、教室では一番簡単な健康のために指を動かす方法を教えています。

【動作】

・両足は肩幅に開き、平行にして立ちます。
・膝は甩手の時より、やや曲げます。膝から下はしっかりと重くします。
・合掌をして、陰陽を合一し、ゼロをつくります（八八頁）。
・腕は大地に対して水平にし、站桩法の立ち方でしばらく立ち続けます。
・人差し指に意識を集中し、しばらく立つと、エネルギーは天から下丹田に、そして指先に集まります。指先が熱くなってきます。
・手の指を一本一本、順々に曲げていきます。手の指を曲げることで、それぞれの内臓に通じる経絡を刺激します。
・最後に収功をします。

【呼吸・意識】

・ゆっくり深い腹式呼吸をします。
・一指禅では指、特に親指が大地とつながるイメージを持つことが大切です。

一指禅

腕は大地に対して水平にし、站桩功の立ち方でしばらく立ち続ける。

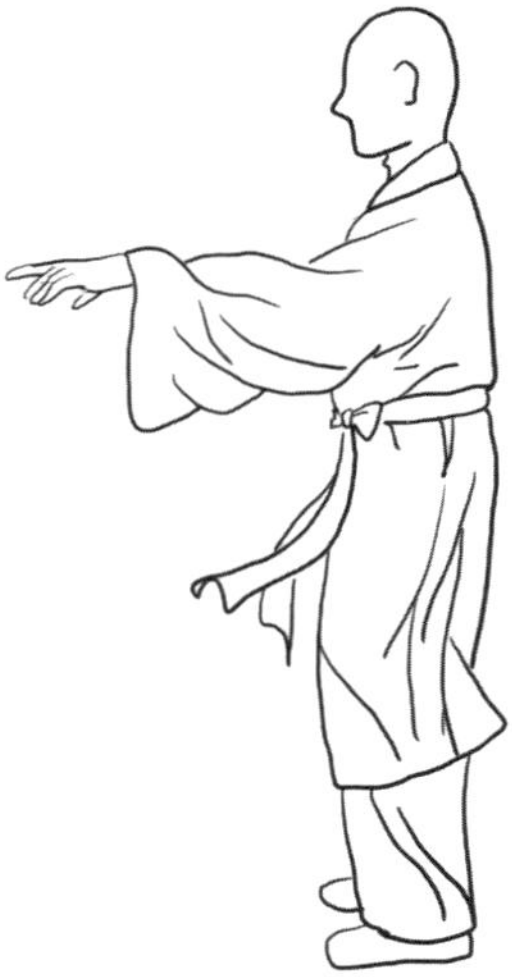

人差し指に意識を集中する。

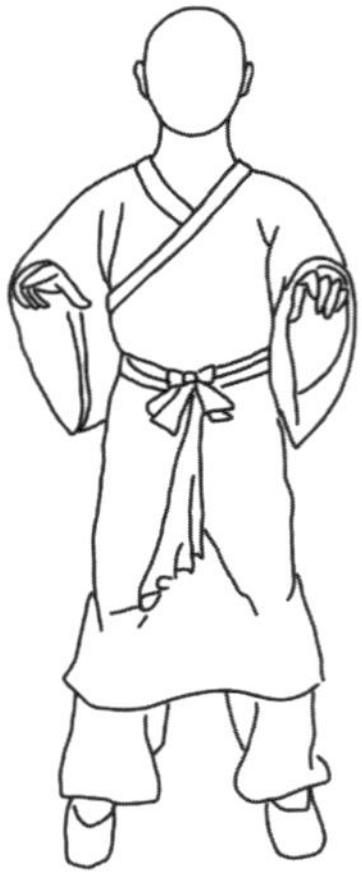

エネルギーは天から下丹田に、そして指先に集まる。

親指はそのままにして、薬指、中指、小指、人差し指の順番に、指を一本一本曲げていく。

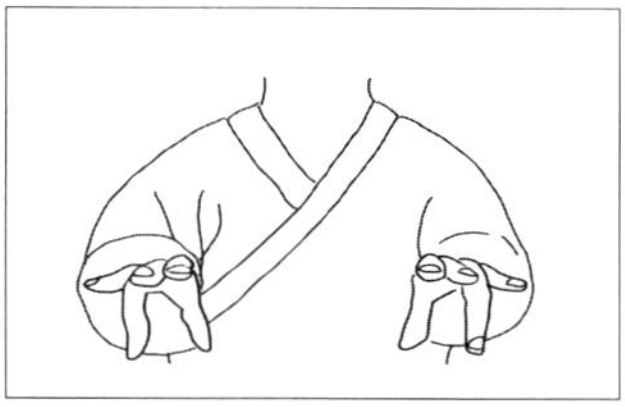

薬指

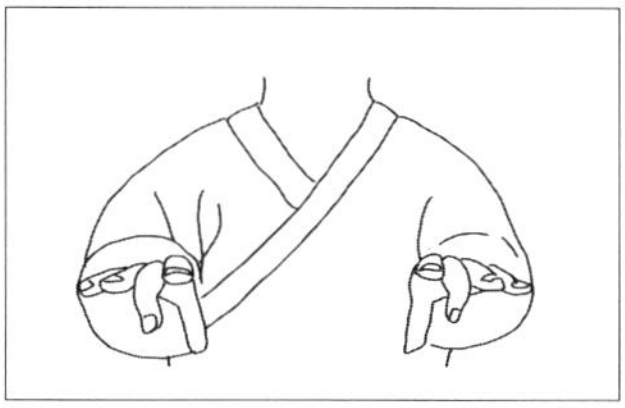

中指

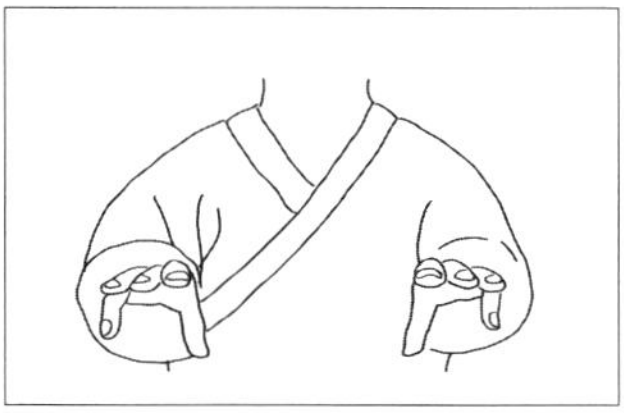

小指

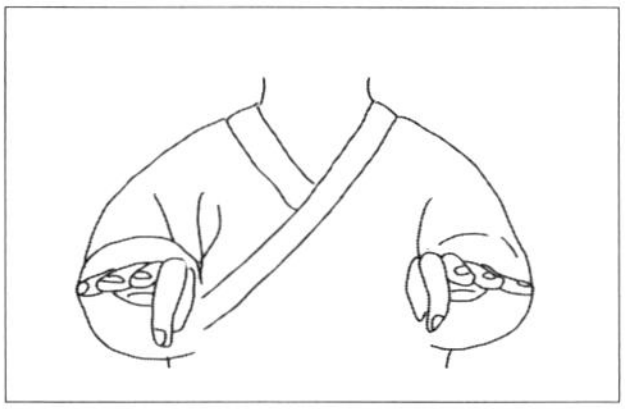

人差指

太陽功

明け方、日の出の時か、夕方、太陽が沈む前の大きな安定したやさしいエネルギーの時に行います。この二つの時間帯だけが、太陽のエネルギーをもらうことができます。昼の太陽は強すぎるので、身体に入ってもすぐに反射して出ていってしまいます。

【動作・意識】

・両足は肩幅に開き、平行にして立ちます。
・膝はやや緩めます。膝から下はしっかりと重くします。
・合掌をして、陰陽を合一し、ゼロをつくります（八八頁）。
・手を握固《あくこ》[注3]の形で組み、太陽を左に見て、太陽光が自分の身体に三十度の角度で入ってくるように立ちます（一一二頁）。
・太陽のエネルギーが、青竜角《せいりゅうかく》から中脈《ちゅうみゃく》[注4]に入って下丹田まで降りていきます。細く真っ赤なエネルギーが中脈に入っていくイメージです。

注3　握固は道家の代表的な手印。男性は右手の親指で、左手の労宮のツボを押さえながら手を組む（女性は左右逆）。

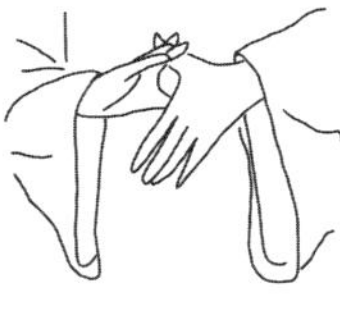

注4　百会から会陰を結ぶ身体の真ん中を通る脈。

・最後に収功をします。

【呼吸】

・自然呼吸です。

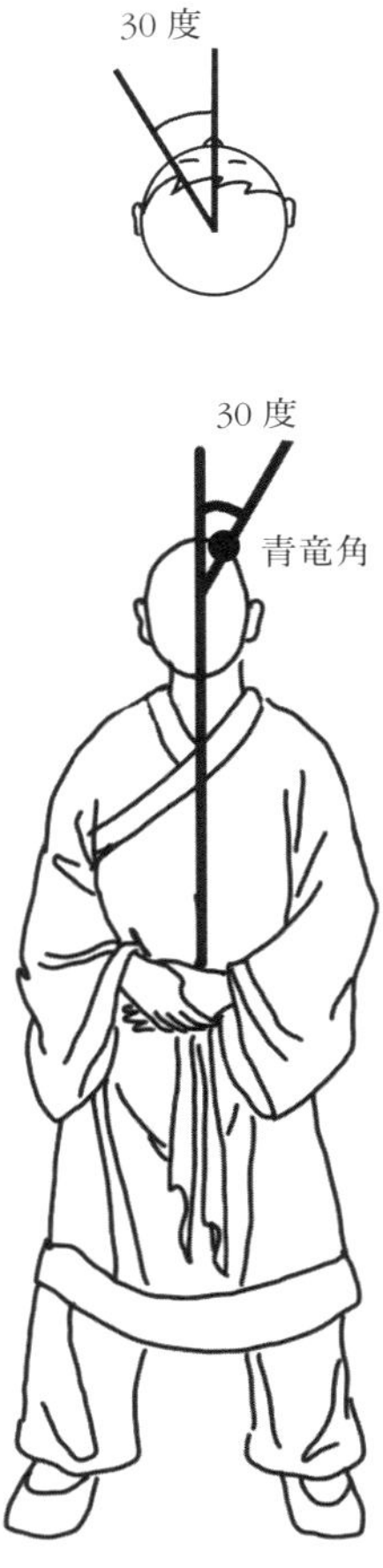
30度
上から見た図
30度
青竜角
正面から見た図
太陽光の入射角度は三十度

【站桩功の奥義】

站桩功における三つの奥義をお伝えします。

一　角度

站桩功の一つ目の奥義は角度に関するものです。

甩手の奥義でも手の角度についてお伝えしましたが、気功において角度は非常に重要です。例えば、三円式站桩功では、両手と下丹田の間に、ちょうど気を感じる角度の関係があります。両手を大きく開きすぎると気を感じません。両手が下丹田に近すぎても気を感じません。両手と下丹田の角度が、ちょうど正三角形にならないと気の感覚は出ないのです。この両手と下丹田の間に、正三角形を作ることがとても大切です。

また、両手を上げて、両手の平を第三の目の方に向けて立ち、第三の目のパワーを強くするという修行方法があります。この時も両手の平と第三の目の角度が正三角形にならないと、第三の目のパワーが強くなりません。

両手と下丹田の角度を正三角形にするということは、自分の正面に対し、エネルギーが入ってくる角度が三十度ということです。つまり、三円式站桩功でも、第三の目のパワーを強くする站桩功でも、また太陽功でも、エネルギーが入ってくる角度は、全て三十度です。

どうして三十度なのでしょうか。

三十度というのは、宇宙エネルギーが入ってくる角度なのです。三十度という角度は、人類と宇宙エネルギーとの秘密の関係を表しているのかもしれません。そういう角度のことがわかれば、エネルギーがどんどん身体の中に入ってくるようになります。

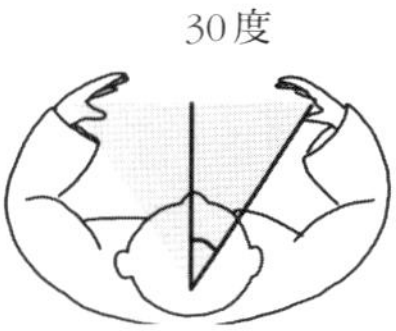

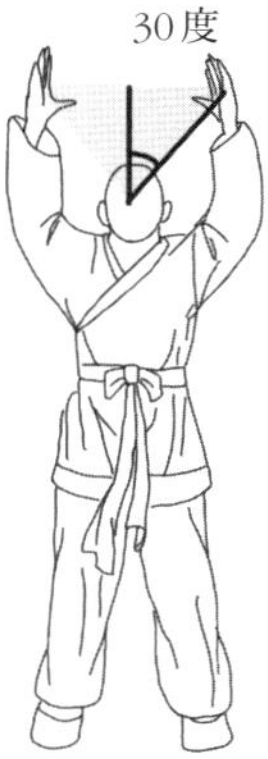

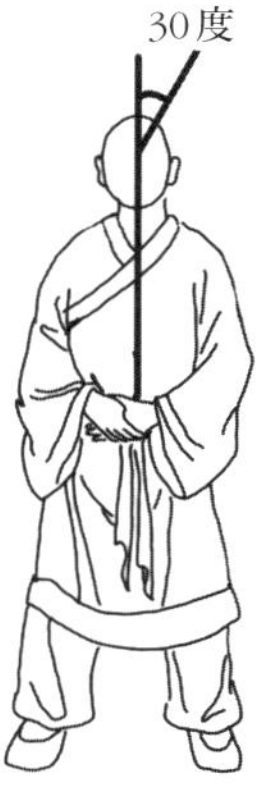

二　天地合一

站桩功の二つ目の奥義は、天地合一《てんちごういつ》に関するものです。

例えば三円式站桩功では、天から細い紐で頭のてっぺんがブラ下げられているイメージで立ちます。この時、顎《あご》を引き、首から上、後頭部がまっすぐになっていることが大切です。上半身を横からみると〝南京錠〟のような形です。一方、下半身は仙骨から紐がでて、その先に鉄のボールがブラ下がっていて、大地まで引っ張り下げていくイメージです。膝から下はしっかりしています。足裏が吸盤のように、大地とつながっています。つまり、上半身は、どんどん上に引っ張られて伸びていく、下半身はどんどん下に引っ張られて下がっていくイメージです。

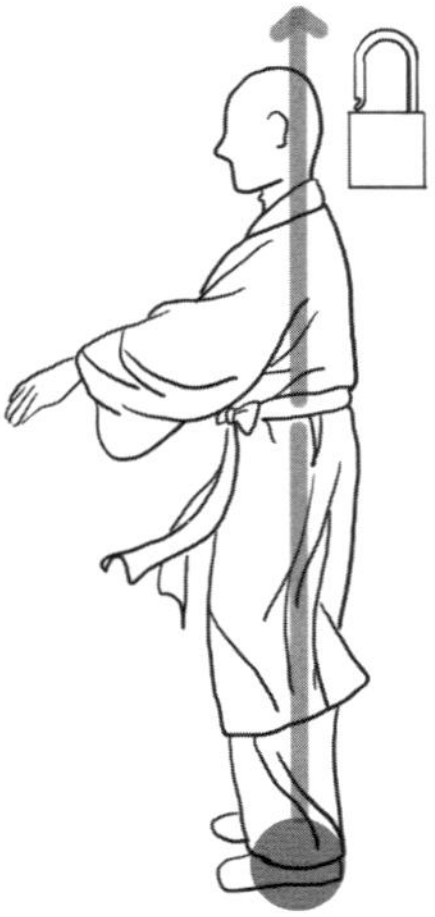

このような状態で站桩功をし続けていると、大地のエネルギーは、背骨を通って、どんどん昇っていきます。頭の上の天門《てんもん》（大泉門《だいせんもん》）を開けます。この時熱くなるのは、身体が陽になったからではなく、もっと高いエネルギー、清陽が昇っていったからです。清陽は邪気を降ろさないと昇りません。清陽と天がつながり、頭と天の関係がもっと強くなります。

このように天とつながった状態で、長い時間站桩功をすると、最後、エネルギーは中丹田を通って下丹田に入ります。天、身体（人）、地が一体になります。天地合一に成るのです。最後は上丹田、中丹田、下丹田が一つになる〝三円帰元〞になります。

このことについては、紀元前五世紀の玉器〝行《こう》気《き》玉《ぎょく》佩銘《はいめい》〞図3に既に彫られています。

〝行気、呑則蓄、蓄則神、神則下、下則定、定則固、固則明、明則長、長則復、復則天、天兀春在上、地兀春在下、順則生、逆則死〞。

長いので、少しずつ区切って説明をします。

〝行気、呑則蓄〞気を運行し、気を呑み、気を蓄える。

〝蓄則神〞気を上丹田に集める。神の段階になる。

〝神則下〞上丹田に集めた気を、任脈を通して、下丹田まで降ろす。

〝下則定〞息を吐きながら、気を降ろし、下丹田に入れる。入れる。入れる。全ての気を下丹田に入れる。気が定まる。

〃定則固〃丹田が硬く、固まった感じになる。丹田に実を持つようになる。

〃固則明〃丹田に実を持つと、身体から光がでて、明るく光る状態になる。

〃明則長〃明るく光る状態を長く維持する。

〃長則復〃長く維持すると、気は螺旋状に上昇する。復活する。

〃復則天〃天とつながる。

〃天兀春在上、地兀春在下〃天とつながると、頭の上が兀《こつ》の気[注5]、光に包まれ、明るく輝く。

大地とつながると、足元が兀の気、光に包まれ、明るく輝く。[図4]

〃順則生、逆則死〃気の運行の順番が正しいと、元気で生きることができる。順番が逆になると病気になり、死んでしまう。

昔の方は、自分の命の修行法をよくわかっていたのですね。

図3　行気玉佩銘

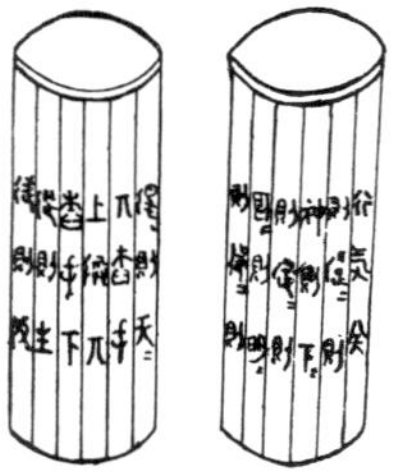

図4

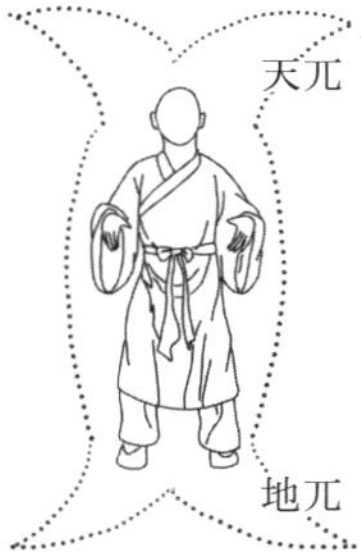

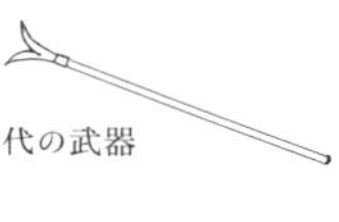

古代の武器

注5　兀は古代の武器をかたどった象形文字。

一、二歳の子供は、まだ天門が開いているので、宇宙と直接つながっています。天門が開いている時は天とつながっているので、なんでもわかります。でも、大きくなるに従い、だんだん天門が閉じていき、天と人間は離れていきます。現実の世界、見える世界のことばかり考えるようになります。站桩、静功（瞑想法）を行うと、また天門が開いてきます。

高僧様は、天門がピンポン球ぐらい窪《くぼ》んでいます。修行をすればするほど、その窪みが大きくなります。普通の方は指一、二本ぐらいの窪みですが、修行をすれば指三、四本ぐらいになります。つまり修行をすることで、天門が開いていた子供の頃に戻るということです。

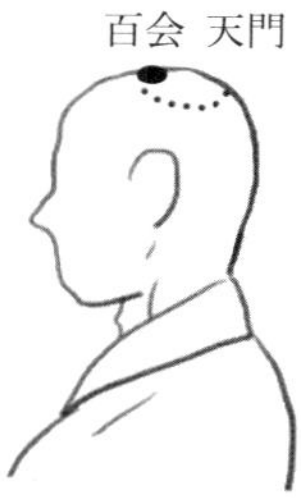

三　吾吹吾身無孔笛

站桩功の三つ目の奥義は、内呼吸《ないこきゅう》に関するものです。普段、私たちが肺でしている浅い呼吸は外呼吸《がいこきゅう》と言い、横隔膜を上げたり下げたりしながらお腹でする深い呼吸を内呼吸と言います。

内呼吸を表す気功の名言に〝吾吹吾身無孔笛（私自身の穴の無い笛を吹く）〟があります。これは中国道家気功の達人、張三豊《ちょうさんぼう》（一二四七〜？）の言葉です。穴の無い笛とは人間のことです。穴の無い笛を吹くように、ため息をつくように、力を抜いて、どんどんゆっくりゆっくり長く呼吸をしていきます。下丹田に意識を集中します。下丹田自体が呼吸しているようなイメージです。そうすると、どんどん瞑想状態に入っていきます。大脳はどんどん考えなくなって、どんどん眠くなってきます。新脳の活動を止めることができると、頭はどんどん休息がとれるようになります。

宇宙エネルギーは天門から入ってきます。宇宙エネルギーはシャワーみたいなものです。天門から、ゆっくりゆっくり身体の中に浸透してきます。太陽の表面温度は五千八百ケルビン、人間の体温は三百十ケルビンと言われています。では、宇宙の絶対温度はどれぐらいだと思いますか。何千、何万ケルビンと思う方も多いかと思いますが、実はたったの三ケルビンと言われています。なぜなら、宇宙は見えない、陰のエネルギーが強いからです。その三ケルビンという宇宙エネルギーは、ため息をつくように力を抜かないと身体の中に浸透してきません。上丹田まで、中丹田まで、下丹田まで、浸透してきません。息を長く長く吐きながら、エネルギーをゆっくりゆっくり身体に入れていきます。興奮したり、怒ったりしては入ってきません。スポーツのように力を入れて頑張るのは、気功法としては間違っています。

四つ目の入り口　自発動功

自発動功は自分の内面の気持ちが自然に出てくる動作です。

自発動功の良さは、朦朧とした状態になり、身体の気の密度が高くなると、周りのエネルギーがどんどん入ってきて、身体の弱い部分をどんどん治してくれることです。

私の教室では、まず甩手、動功を行い、身体の中に良い気の流れを作った後、站桩功で気を集め、密度を高くして、その後に自発動功をします。

健康な方でしたら、站桩功の後、自発動功に移らず、そのまま站桩功をし続けてもよいです。ただ、病気を持っている方、邪気がある方、気が足りない方には自発動功をおすすめします。

自発動功は、七〇~八〇パーセントくらい朦朧とした意識で行います。身体の内側からの欲求に従って、自由に身体を動かします。首が疲れている方、腰が疲れている方、持病がある方などは、自発動功をすると、弱い部分が刺激され痛みが出るなど、いろいろな反応が出てきます。人によって表れ方はそれぞれです。

日常生活で見る自発動

アフリカの原住民で、歌いながら、音楽を奏でながら、輪をつくって踊る方たちがいます。目的は、部族同士が仲良くなることだと思いますが、これも原始的気功の自発動だと思います。楽しくなる、心が安らかに落ち着く、病気が治るなどの効果があると思います。

両親に叱られた子供が、泣きながらぐるぐる回る、ぱんぱんジャンプする、逆に楽しくて、一人でわーーーと両手を開いてくるくる回っている。これらも全て、自発動です。

有名な漫画家、芸術家の中には、貧乏ゆすりをしながら描いている方がいます。貧乏ゆすりとは、元々は寒い時に足とか手を動かし暖かくする、という本能的な身体の反応です。しかし貧乏ゆすりも、自然な自発動の一つです。猫にも犬にも、貧乏ゆすりというか、自発動があります。疲れるとあくびをします。伸びをします。動物は、元々こういう本能があります。

自発動は、自分の内面の気持ちが自然に出てくる動作です。理性的な意識ではなく、感性的な意識の働きです。無意識に自発動的な動作が出てくると、気の流れがとても良くなるので、貧乏ゆすりをする漫画家・芸術家は、結果的に良い作品が生まれているのではないかなと思います。

私たちも、疲れた時はあくびをしたり、電車で寝ている時に、突然ぴくっと頭が動くことがあるでしょう。それは緊張で首が固くなったところ、頸椎の感じが鈍いところに、身体の反応が出ているのです。また、ビデオなどを見ながら、無意識に顔をパッパッ叩くことがあります。人間は疲れてくると、自分で自分を見ている自己意識が無くなるのです。そういう時、顔を無意識にパッパッと打ち、〝あぁ、自分は今、ビデオを見ているのだな〟と、意識を取り戻すのです。

かつての上海の精神科医時代の先輩たちと会った時、日本で何を教えているのかと尋ねられました。私が自発動功の話をすると、〝あぁ、そうか、アメリカでもサイコドラマ（心理舞台）が流行っているものね〟と納得していました。

悩みは人間が自分で作っていることです。気にしなければ、悩みも減っていきます。死ぬより、生きている方が楽しいではないか、同じ人生は一回だけだから、死なない人はいないから、悩むのは後でいいじゃないか。そういう先生の話を聞きながら、音楽に合わせながら、皆でフラフラする。もちろん全員が先生の話を聞き入れるわけではありませんが、ある参加者にとっては参考になります。こういうものも自発動に似ているところがあります。

中国武術の一種である酔拳も、自発動から生まれました。昔ある少林拳のお弟子さんが、お酒をやや飲みすぎた時、突然普段やっている少林拳とは違う動作が出てきました。その動きは少林拳の套路やルールと全く違うのですが、すごく強くて、すごく良い拳法です。でも本人はただ調子が良くなって、無意識に動作をしていただけです。その時一緒にいた高僧様が、その動作を全て覚え形として残しました。今、酔拳はきれいな套路の形になっています。

酔拳でも、太極拳でも、バレエでも、潜在意識の深い部分で動作を行わないと、上手くなりません。頭で考えて行うものではないのです。覚えた動作を、一度全て忘れて、頭を真っ白にして、無意識で動けるようになると、一つの道を卒業したことになります。

自発動功は、感性的な意識で行う

自発動功で難しいことは、意識を調整すること、意識レベルを変えることとです。自発動功では、理性を休ませて、感性の部分で行います。皆さん最初はほとんど動きません。自分の理性が許さないのです。でも、今、この気功の一時間か二時間は楽にしてください。ある面、自己満足かもしれません。そういうものも気功の力です。

自発動功の時、先生は生徒の周りの空間に気のバリアをつくります。バリアは三・

五次元です。生徒はバリアの中で、安心して自発動功を行うことができます。

ぼーっとすると、第三の目の辺りで、真っ白のたんぽぽの綿毛のような、雲のような、綿菓子のような、ふわふわとしたものが出てきます。そのふわふわしたものを回します。自発動功を行う中で、ぐるぐる回る動きが出てきても、心配しないでください。自然に任せてください。ある教室で自発動功を行っている時、歌う方、太極拳、バレエ、空手、ボクシングをする方などが出てきました。経験のある動きが出てきやすいのです。

物理学に自発動と似ている動きがあります。ブラウン運動です。満杯の水の上に小さい花の花粉を入れると、右に、左に不規則に回りながら沈んでいきます。アインシュタインはこれを〝花粉の現象〟と言いました。

自発動功を行っている最中は、宇宙の中に自分一人が浮いている感じです。自由自在、マイペース。最高の状態です。

自発動功を行う時間は、二十分ぐらいであれば問題ありませんが、そのままどんどん深く入っていくと心配です。時々、意識、理性、感性が強すぎる方がいます。そういう方は、自発動功を一人で行ってはいけません。また統合失調症（分裂症）、ヒステリー（性格）の方は行ってはいけません。発作が起きるからです。

自発動功は先生が横で見ていて、ある程度のところで収功に導いてあげます。自発動功は収功をしないと偏差《へんさ》（気功の副作用）が出やすいので、特に収功が大切です。

自発動功の方法

【動作】

・しばらくぼーっと自然な感じで立ちます。
・頭を空っぽにして、意識をぼーっとさせ、頭のてっぺんが天から吊るされているようなイメージを持ちます。
・徐々に朦朧とした意識になっていきます。深く深く入っていきます。
・内側から動き出したい感覚が出てきたら、その感覚に身体を委《ゆだ》ねます。頭と身体が別々ではなく、一つの存在となり、内側からの動き出したい感覚に従って、自然に動いていくようになるのが正しい自発動功です。
・最後に、站桩功を何十分間か行い、站桩功の収功をして終わりにします。例えば三十分間の自発動功だったら、だいたい十分間の站桩功が必要です。一時間の自発動功だったら、二十分間ぐらいの站桩功は必要です。
・最後に姿勢を整え、両手でぱたぱたと自分の身体を叩くと、感覚がわかり、自分の存在感がわかってきます。

【呼吸】

・自然呼吸です。

【意識】

・意識は第三の目のところに置きます。第三の目を意識すると、身体は朦朧とした状態になりやすくなります。真っ白いふわふわとしたものが第三の目のところに集まってくる、そういうイメージを持ってください。そういうイメージを持ち続けると、気が集まります。そうすると自発動が出やすいのです。

・自発動では、誰もが同じ意識の深さ、同じ動作ではありません。自分の内面からの動き出したい感覚に任せます。やってみたいことを少しずつやってみて、だめだったらまた理性の意識に戻って、今日はやめておこうか、とか。そうしながら、どんどん深く入っていきますが、真っ暗な世界に入っていくのではありません。理性がしっかり電球みたいに灯っている感じです。

気功秘話　手印

ある手印をすると、宇宙エネルギーとつながりやすくなります。

では、そういう手印を知るにはどうしたらよいでしょうか。

一つは仏像様から学ぶことができます。仏像様の手印は、それぞれ違います。あなたは心臓が弱いから、こういう手印をするとよい、あなたは頭に気が昇りやすいから、こういう手印をするとよい、またこういう手印をすると宇宙エネルギーとつながりやすくなるとか、仏像様の手印を見て、真似をするなかで、色々と学ぶことができます。

もう一つは自発動から学ぶことができます。

自発動の時、手が動く方、指が動く方がいます。瞑想、座禅などでも相当なレベルに入ると、手の動きが出てきます。身体に良い循環が生まれ、気持ちが良くなるので、無意識に手が動くのです。それが自発動から出てくる手印です。動きが止まった瞬間、ある手印をしていたら、あなたはその手印と縁があります。その瞬間に宇宙とつながっていた形です。その手印を覚えて、その手印を練習すれば、あなたと宇宙のつながるスピードが早くなります。

お坊さんが人と一対一で向き合う時、手印は相手によって変わります。例えばAさんの場合は親指と人差し指がつながる手印、Bさんの場合、親指と薬指のつながる手印というような感じです。

なぜ手印が変わるのでしょうか。

それは命と命のメッセージが変わるからです。これが手印の大切なところです。どうしてそういう手印に変わるのか、という理論的な説明は難しいのですが、真の能力を持っているお坊さんはそうです。手印は修行の成果であり、自発動と関係があります。それが手印というものなのです。

私が出会った密教のお坊さんでこういう方がいました。気功教室で自発動を行っていた時、そのお坊さんは一人隅に座っていました。その時彼の手に手印が出ていました。私が見たことのある手印もあったし、見たことがない手印もありました。後で彼に尋ねたら、自分にそういう手印が出ていたことを知らなかったそうです。私はそれを聞いた時、あぁ、彼は本物だと思いました。

自分の身体を無に任せて、自然に宇宙とつながる。無になるまでは難しいです。でも無にならないと空《くう》につながることは難しいです。

五つ目の入り口　静功（瞑想法）

〝定まる力（定力）〟を摑まえる

五番目の入り口は静功（瞑想法）です。
気功の動功に動作が約三千種類あっても、気の流れの原則は〝昇・降・開・合〟の四文字で表せます。同様に、静功の原則も〝点・散・聚《しゅう》・変〟の四文字で表せます。動功は、外観は〝動〟ですが、身体の内面は〝静〟です。身体の内面に動かないところをつくることです。逆に静功は、外観は〝静〟ですが、身体の内面は〝動〟、動いています。そして動功も静功も、最後には〝定まる力（定力《じょうりき》）〟を摑まえることが大切です。

中国に〝久座必有禅〟という言葉があります。〝長時間座ると、禅のことが必ずわかってくる〟という意味です。静功（瞑想法）を毎日すると、必ず身体に変化があります。座り方は、座禅でも椅子に座ってでも構いません。場所も公園のベンチでも、映画館でも、電車の中でも、いろいろな場所で行うことができます。

大乗仏教は賑やかな場所、汚い場所でも修行します。一方、上座部仏教系は賑やかな場所で瞑想をするのはおかしい、そういう賑やかな場所から離れた静かな場所で行うべきだと考えています。これはどちらが良い悪いではないのです。出家して、お寺とか山奥とか静かな場所で修行するのも良いことですし、出家せず、家庭を作って賑やかな場所で修行するのも良い方法です。

ただし、これからお話しする静功（瞑想法）の修行法は、ほとんどが道家の修行法です。道家は世俗から離れた場所で修行する流派より、世俗から離れていない場所で修行する流派の方が多いです。

還虚（虚に還る）

気功の修行の段階は〝積神生精、練精化気、練気化神、練神還虚、粉砕虚空（神が積もって精が生まれ、精を練って気に変化し、気を練って神に変化し、神を練って虚に還り、虚空も粉砕する）〟と続きます。

虚に還るということは、宇宙に還っていくということです。宇宙と一体となって、宇宙に入っていくことができるようになれば、宇宙エネルギーを自由自在にもらえるようになります。

瞑想の一番高いレベルは〝還虚《かんきょ》〟です。虚ということはこれは最高レベルです。宇宙エネルギーが欲しいのであれば、虚に還らないといけません。虚に還らなかったら、エネルギーをもらうことができません。ただ、私の経験からいうと、一〇〇パーセント、虚ということはありません。〇・一パーセントかもしれませんし、〇・〇〇一パーセントかもしれませんが意識は残っています。九九・九パーセント、九九・九九九九パーセントの存在をどんどん小さくしていって、でも〇・一パーセント、〇・〇〇〇一パーセントの部分は残しているのです。自分を守っているのです。自分の下丹田、あるいは第三の目を意識して残しているのです。

原来眞空在色中

空《くう》は皆さん好きですね。皆さん空のことを知りたがっています。でも空は難しいです。空のことを本当にわかっている方は少ないです。本当にレベルの高い高僧様しかわかっていません。

仏教の教えでは、三界《さんがい》は〝無色界《むしきかい》〟〝色界《しき》〟〝欲界《よく》〟をいいます。〝色界〟は私たちが現実的に生きている世界です。〝色界〟はとても重要です。

張三豊は〝原来眞空在色中（本当の眞空は現実の世界、色界にある）〟とおっしゃっていました。つまり現実の世界から離れてはいけないのです。現実の世界から離れて、一人で良い環境に座って修行していても、寂しくなって、免疫力などが下がってきます。仙人とか、そういう方の特別な修行法もありますが、何も知らない方が、山で一人で修行するというのは夢です。実際は病気などになる方が多いのです。

高いレベルを目指すのであれば、修行は、例えば新宿や渋谷など賑やかな場所がよいと思います。そういう場所には色々なお店があり、行きたければ行くことができる、見たければ見ることができます。

昔の道家の方たちが売春のところに行き、悟る修行をしていたという話がありま す。最初は恥ずかしいとか、そういう意識がありますが、どんどん意識が鈍感になっていきます。どんどん別人になっていきます。そして、こういう色の部分はもう飽きたと悟るようになるのです。最後は道家の〝不老不死〟を悟るのです。

男女のこととかは汚いことではないのです。逆に私たちが現実の世界から離れて〝空〟〝空〟〝空〟と〝空〟の世界を探すのは無理です。空は賑やかな場所、汚い場所など現実の世界にあるのです。それが相当レベルの高い修行方法の一つです。

〝空在色中、色在空中（空は現実の中にあり、現実は空の中にある）〟。気功の修行は〝空〟だけでもだめですし、〝有〟だけでもだめなのです。

気功の最終目的は皮膚呼吸・無呼吸

気功は自己冬眠法とも言われ、最終目的は皮膚呼吸、無呼吸です。胎息《たいそく》呼吸ともいいます。動物は冬眠しますが、人間は自分で冬眠状態を作るしかありません。それが気功法、人類の知恵です。

中国の超能力者で、ずーっと寝ていて少年のままの人がいます。また南フランスの修道院の棺内に、百五十年近く前に亡くなったといわれる聖女ベルナデットが安置されています。防腐剤など一切使っていないのに腐敗していません。身体に触ると柔らかいままです。皆、四次元の身体なのです。四次元の世界には時間、匂い、痛み、病気などはありません。道教、仏教、キリスト教、どの宗教にも当たり前にこのような話があります。私はそういうことを信じています。

気功は冬眠状態、仮死状態にならないといけません。本当に死ぬのではなくて、死んでいるような感じにならないといけません。最初は呼吸法をしたりしていますが、一時間、二時間座ると、最後は生きているのか、死んでいるのかわからなくなり、筋肉が全て砂みたいになります。身体の中の全ての感覚が麻痺しているような感じです。手を触っても、全く感覚がないのです。仮死状態、本当に死んでいる人みたいなものです。仮死状態になるとは、身体の九九・九九九九九パーセントの感覚がなくなることです。ただ〇・〇〇〇一パーセント、少しだけ残っています。ほんの少しだけ残っていればよいのです。この残っているものが小さければ小さいほどレベルが高いのです。

これはどういうことでしょうか。

人間は精子と卵子が結合して受精卵となり、細胞分裂をくり返したのち、一つの生命体として生まれます。つまり多細胞生物です。多く分裂して複雑です。気功の修行は多細胞から単細胞に戻る修行です。三次元の人間が二次元になる、多細胞から単細胞になるのがよいです。しかし現実的にはできないですよね。でもどんどん、どんどん意識を無くしていって、単細胞になっていくのです。站桩でも瞑想でも、時間が経つとどんどん固まっていくのです。一つの固まりにならないと、単細胞にならないと、宇宙とエネルギーの交流は難しいのです。

仏教でも他の宗教でも站桩と瞑想を大切にしています。今まで残っている宗教の修行も気功の修行も目的は身体の単純化です。気功も最後は仮死状態、固まっているみたいな状態になります。身体は多細胞ではなく単細胞、純粋な状態になります。その状態の時、宇宙とエネルギーの交流ができます。

周天呼吸法

周天呼吸法は経絡に気を流し、身体の中に気の道をつくります。経絡は五臓六腑とつながっています。周天呼吸法を行うと、経絡に沿った各ツボも開かれ、身体全体に良い流れができてきます。

・小周天呼吸法は督脈と任脈に気を流します。背骨と身体の前がつながります。
・大周天呼吸法は全身の経絡に気を流します。全身、五臓六腑がつながります。

練習は、小周天呼吸法を習得した後、大周天呼吸法を行うとよいでしょう。

気功の呼吸は、長く長くゆっくりゆっくり吐くことが大切です。呼吸は、空気と気管、肺、肺胞との摩擦です。摩擦を起こすために頭と顎を引いて、喉を狭くします。摩擦がなくてもだめですし、強すぎてもだめです。空気と気管の摩擦の一番良い状態を〝不《ふ》澀《じゅう》不《ふ》滑《かつ》〟と言います。〝澀〟は摩擦が強すぎることを表します。〝滑〟は摩擦が弱すぎてツルツルしている状態を表します。この〝澀〟と〝滑〟の間がちょうどよいのです。

小周天呼吸法

小周天呼吸法には、順腹式呼吸法で行うものと、逆腹式呼吸法で行うものがありますが、ここでは逆腹式呼吸法で行うものをお伝えします。

【動作】

・座禅を組みます。
・目を半眼にして、意識は第三の目のところに置きます。
・目の前に、真っ白いふわふわしたもの、光が見えてきたら、第三の目に入れます。入れます。第三の目に気が溜まったら、中丹田を通って、下丹田まで、息を吐きながら降ろします（意守上丹、気沈丹田）。

1　ゆっくりゆっくり息を吸いながら、会陰から督脈を通って、第三の目まで気を昇らせます。
この時、肛門を少し締めます。もし全ての力を一〇〇パーセントとしたら、三〇パーセントぐらいの力です。

息を吸う時、ややお腹はへこんでいます。お腹をへこませることで腹圧が高くなり、気が会陰から昇っていきます。

2
第三の目についたら、ゆっくりゆっくり息を吐きながら任脈を通って、下丹田まで気を降ろします。この時、肛門を少し開いています。息を吐きながらゆっくりお腹を膨らませ、気を入れる場所をつくります。お腹に場所ができると気が降ろしやすいのです。

・1から2を適度に繰り返し、最後に収功をします。
・お腹の微妙な変化は激しくしないでください。少しだけお腹をへこませ、少しだけお腹を膨らませます。

【呼吸】
・逆腹式呼吸です。
・吐く息と吸う息の間で少し息を止めます。息を吐いて〜、少し止めます。息を吸って〜、少し止めます。吐く息はゆっくりゆっくり長く吐きます。[注1]
・もし一息で会陰から第三の目まで気を昇らせることができない場合は、二息でも良いです。周天はそんなに簡単に開くものではありません。でも気にしない

注1
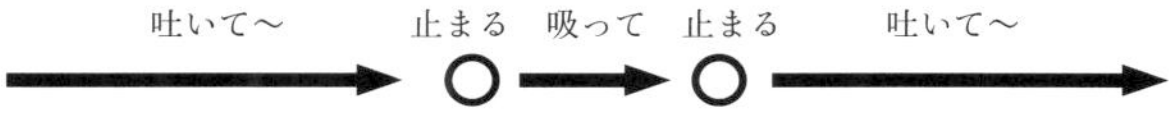

でください。やればやるほど開いてきます。ただ、二息の場合は、吐く時はやや弱くします。

【意識】

・九〇〜九五パーセントぐらいの朦朧とした意識で行います。残っている意識が小さければ小さいほどよいです。

・ツボの名前を意識するだけではなく、気の流れを、目を動かしながらみることが大切です。

大周天呼吸法

道家龍門《りゅうもん》派の十呼吸《じゅうこきゅう》周天法で、とても有名な気功法です。十回の呼吸で、全身に気をめぐらせることができます。

【動作】

・座禅を組みます。
・目を半眼にして、意識は第三の目のところに置きます。
・目の前に、真っ白いふわふわしたもの、光が見えてきたら、第三の目に入れます。入れます。第三の目に気が溜まったら、中丹田を通って、下丹田まで、息を吐きながら降ろします（意守上丹、気沈丹田）。

1　息を吸いながら、会陰から第三の目まで気を昇らせます（督脈を流す）。
2　息を吐きながら、第三の目から会陰まで（任脈を流す）。
3　息を吸いながら、会陰から命門あたりで二本に分かれて、両肩、肩井まで。
4　息を吐きながら、肩井から中指を通って労宮まで（手の外側〈陽経〉を流す）。
5　息を吸いながら、労宮から胸の中府まで（手の内側〈陰経〉を流す）。

6　息を吐きながら、中府から下に降ろし、だんだん一本の道にしながら会陰まで。
7　息を吸いながら、会陰から膻中まで（中脈を流す）。
8　息を吐きながら、膻中から会陰を通って湧泉まで（両足の後ろ側〈陽経〉を流す）。
9　息を吸いながら、湧泉から会陰の中を入って、下丹田まで（両足の表側〈陰経〉を流す）。
10　息を吐きながら、下丹田から会陰まで気を降ろします。

・1から10を適度に繰り返し、最後に収功をします。

【呼吸・意識】

・小周天呼吸法と同じ。

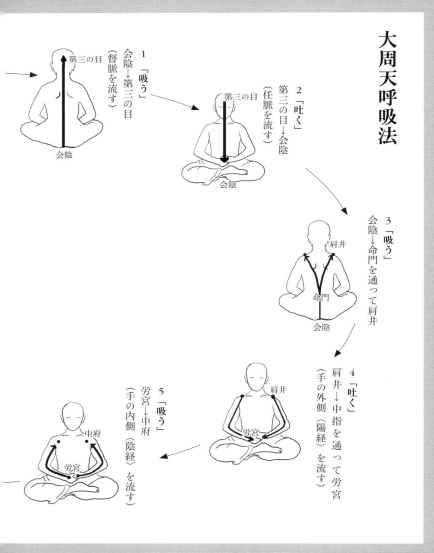

大周天呼吸法

1 「吸う」
会陰→第三の目
（督脈を流す）

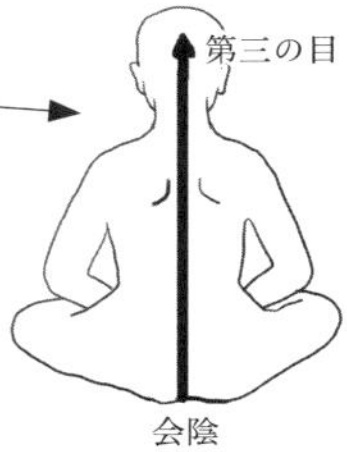

2 「吐く」
第三の目→会陰
（任脈を流す）

3 「吸う」
会陰→命門を通って肩井

4 「吐く」
肩井→中指を通って労宮
（手の外側〈陽経〉を流す）

5 「吸う」
労宮→中府
（手の内側〈陰経〉を流す）

6「吐く」
中府→会陰
中府
会陰
7「吸う」
会陰→膻中
（中脈を流す）
膻中
会陰
8「吐く」
膻中→会陰を通って湧泉
（足の後ろ側〈陽経〉を流す）
膻中
湧泉
会陰
9「吸う」
湧泉→下丹田
（足の表側〈陰経〉を流す）
下丹田
湧泉
10「吐く」
下丹田→会陰
下丹田
会陰

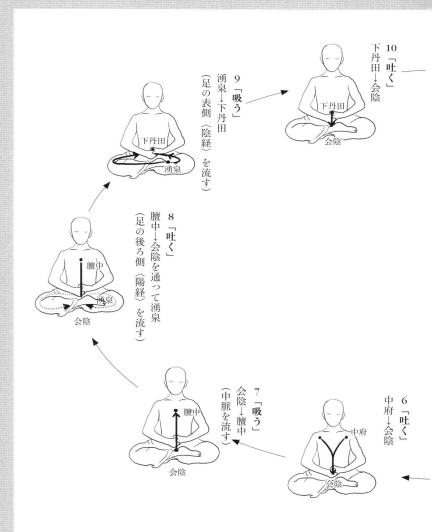

瓢箪功

瓢箪功《ひょうたんこう》は、道家の気功法です。気を充実させる力が高く、様々な病気を内側から治していくことにも効果的です。もしガンの末期で余命三ヶ月しかない、と言われたら、私ならこの瓢箪功、そしてこの後お伝えする炭火功《たんかこう》、丹田呼吸法（真気運行法《しんきうんこうほう》）をおすすめします。これらは生命力を強くする気功法です。

【動作・呼吸】

・座禅を組みます。
・目を半眼にして、意識は第三の目のところに置きます。
・目の前に、真っ白いふわふわしたもの、光が見えてきたら、第三の目に入れます。入れます。第三の目に気が溜まったら、中丹田を通って、下丹田まで、息を吐きながら降ろします（意守上丹、気沈丹田）。
・男性は右手、女性は左手を下にして、両手を胸の中丹田で重ねます。

1　息を吸います。息を吸う時、ちょうど瓢箪を逆さまにしたように、胸を大きく膨らませます。

2　そのまま息を止め続けます。息を止めたまま、両手で胸をぐっと押しながら、吸った息をどーんとお腹に送り込みます。この時、お腹を瓢箪のように膨らませます。胸のところを両手でぐっと押さえるようにすると、お腹が膨らみ、熱くなります。熱くなると気が集まってきます。お腹を膨らませると、内臓はやや苦しいかもしれませんが、良い循環になります。この息を止め続ける時間は、長ければ長いほどよいです。ただし、苦しくなるまで無理はしないでください。息が苦しくなる前に、鼻からゆっくり吐き出します。

・1から2を適度に繰り返します。

3　最後に鼻から息をゆっくり吐きながら、中脈に真っ赤な気を集めます。

4　中脈から中丹田に気を集め、収功をします。

【意識】

・息を吸う時は、胸の方が大きく、瓢箪が逆さになった形をイメージします。息を吐く時は、お腹が大きく、瓢箪の形をイメージします。

瓢箪功

1

息を吸う時、瓢箪を逆さまにしたように、胸を大きく膨らませる。

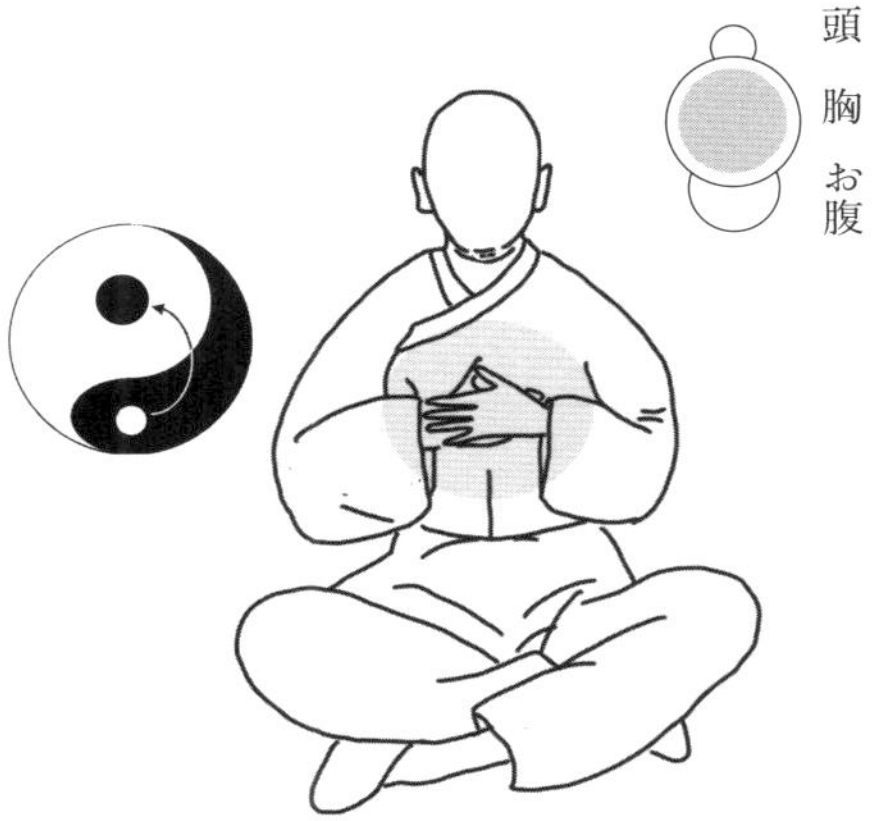

2

息を止め、お腹を瓢箪のように膨らませる。

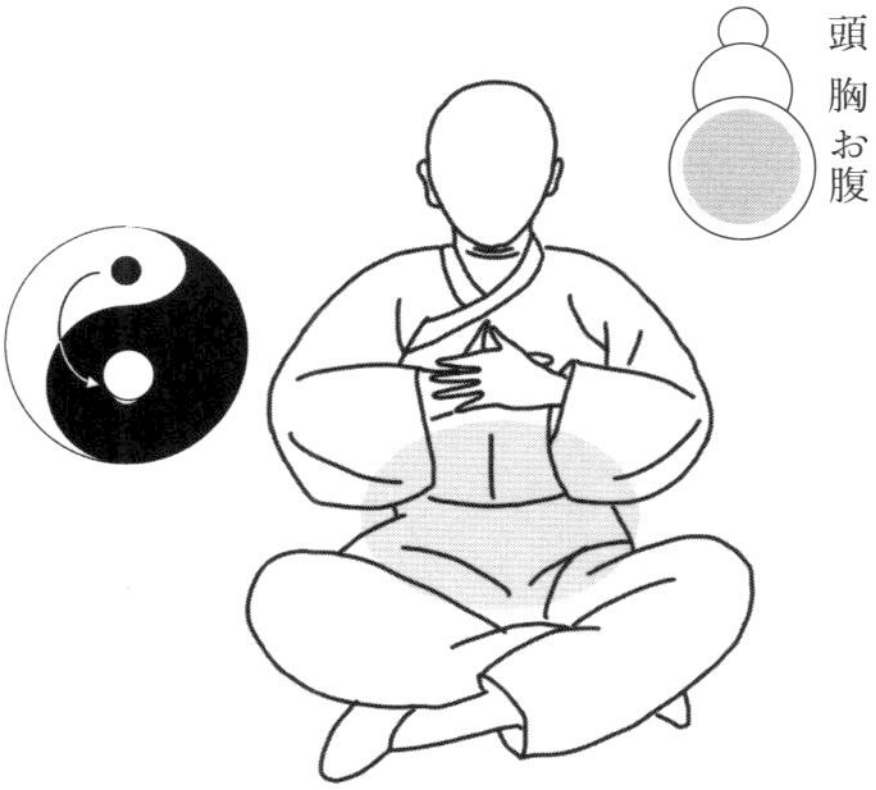

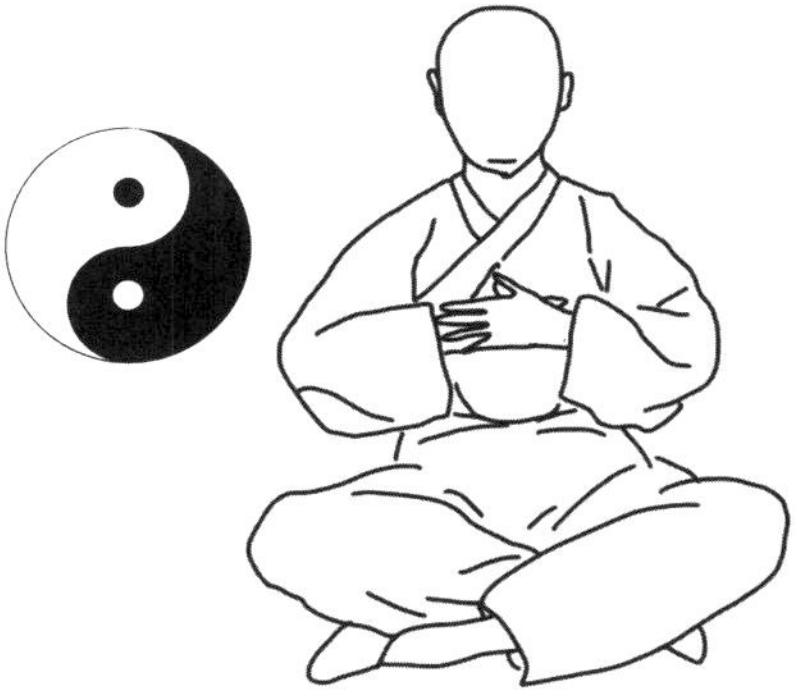

3　鼻から息をゆっくり吐きながら、中脈に真っ赤な気を集める。

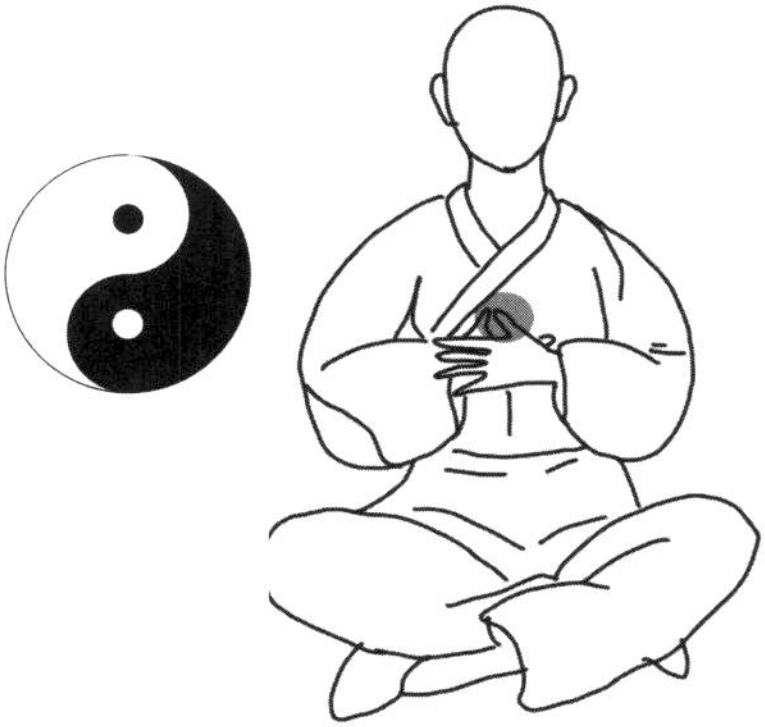

4　中脈から中丹田に気を集め、収功をする。

息を止めている時間を徐々に長くしていきます。ただ、最初自分では止めている時間が長いかどうかはわかりません。そういう時は、数を数えるのがよいです。一番簡単なのは、自分の中で一番早く数えられるスピードで数えることです。最初は百ぐらいまで数えて、百五十、二百と、どんどん数を増やしていきます。最初は数が少なくても、だんだん多くなります。息を止めていられる時間が少しずつ伸びていきます。一日の練習で何とかしようというのは無理です。ちなみに中国、晋《しん》の時代の抱朴子《ほうぼくし》という仙人は二千まで数えていたそうです。

炭火功

チベットの気功法です。火、太陽のエネルギーが身体に溜まり、健康になります。冷え性の方、身体の弱い方が行うと、循環が良くなってきます。

炭火功を、何十回、何百回も行うと、お腹の火がものすごく燃えてきます。火が燃えてくると、全身が熱くなります。私もある朝、炭火気功を行ったら、全身が熱くなり、パジャマまで汗でびしょびしょになったことがあります。

【動作・呼吸】

・座禅を組みます。
・目を半眼にして、意識は第三の目のところに置きます。
・目の前に、真っ白いふわふわしたもの、光が見えてきたら、第三の目に入れます。入れます。第三の目に気が溜まったら、中丹田を通って、下丹田まで、息を吐きながら降ろします（意守上丹、気沈丹田）。
・下丹田のあたりに、緑豆ぐらいの大きさの炭火をイメージします。火がやや弱く燃えているイメージです。

・息を吸う時は意識はありません。息を吐く時、ゆっくりゆっくり気をお腹に入れていきます。吐く意識で、炭の火がどんどん燃えて、どんどん強くなっていきます。図1 全身が熱くなります。

・適宜繰り返し、最後に収功をします。

【意識】

・道家では、下丹田を赤く光っているエネルギーの核のようにイメージしています。核があれば、エネルギーは自然に集まってきます。これは核融合の理論と似ています。核融合は、軽い原子核同士が融合し、重い原子核になる核反応です。周りのエネルギーが集まってきて、核融合する際、膨大なエネルギーを発生します。炭火功も同じです。下丹田に周りのエネルギーが集まってきて融合し、膨大なエネルギーを発生させる、そういうイメージで行います。

図1　息を吐く時、気をお腹に入れて火を強くする。

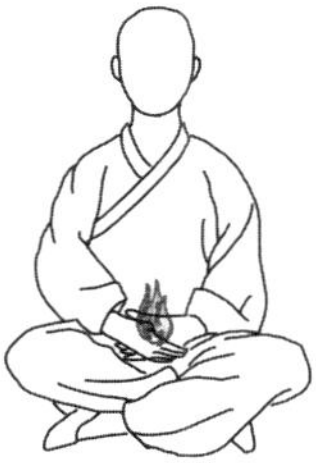

丹田呼吸法（真気運行法）

李少波《りしょうは》先生の丹田呼吸法（真気運行法）です。直接丹田をつくる流派です。丹田が〝わかる〟ということと、丹田が〝ある〟ということは別です。ほとんどの方は、丹田の場所はわかっても、丹田が〝ある〟という感覚を持っていません。丹田が〝ある〟ということは、意識と呼吸で、無から有、何もないところから、物質をつくっているということです。これは修行しないとわからない感覚です。

丹田呼吸法は、三段階に分けられています。

それぞれ十五日間ずつで、計四十五日間の修行法です。丹田呼吸法を毎日一時間、四十五日間、行ってみてください。これが丹田だと、必ず感じることができるでしょう。また体質が変わったことも実感するでしょう。

私は人間のストレス、病気のほとんどは、三焦経[注2]が詰まっていることからきていると思っています。丹田呼吸法を行うと三焦経が開いてきます。たとえ病気で入院しているとしても、体調は違ってくるでしょう。

注2

上焦・中焦・下焦の三つの総称。各焦にある臓腑機能を統括して、諸気を運行させる通路。

上焦

横隔膜より上の部分（心・肺）

中焦

横隔膜より下〜へその部分（脾・胃）

下焦

へそより下〜恥骨（肝・腎・大腸・小腸・膀胱・胆）

【動作・呼吸】

・座禅を組みます。

・目を半眼にして、意識は第三の目のところに置きます。

・目の前に、真っ白いふわふわしたもの、光が見えてきたら、第三の目に入れます。入れます。第三の目に気が溜まったら、中丹田を通って、下丹田まで、息を吐きながら降ろします（意守上丹、気沈丹田）。

一段階目（十五日間）

・鳩尾《みぞおち》までの訓練法です。

・息を吸う時は意識しません。吐く時、鳩尾に入れる、入れる、入れる。この段階では何を鳩尾に入れるかは考えないでください。また、どこからどう入れるのかもわからなくてもよいです。何か不思議な見えないエネルギーを、息を吐きながら入れているという感じです。

・十五日間続けると、鳩尾のあたりがちょっと重たくなったという、確かな感じがあると思います。

二段階目（十五日間）

・鳩尾から下丹田までの訓練法です。

・息を吸う時は意識しません。吐く時、鳩尾から重いエネルギーを下丹田まで息を吐きながら降ろしていきます。

・鳩尾から息を吐きながら任脈を降ろしてきて、下丹田の中に入れます。なんとなく、鳩尾の重いエネルギーが、だんだん下丹田まで降りていくという感じです。上焦、中焦、下焦が開いてきます。

三段階目（十五日間）

・下丹田だけの訓練法です。

・息を吸う時は意識しません。吐く時、下丹田だけを意識します。

・これは、意識と呼吸で、無から有、無から物質をつくっているのです。無は本当に何もないのではありません。無から有をつくりだすために、下丹田にエネルギーを集めているのです。続けると、下丹田が熱くなってきます。下丹田が熱く、真っ赤になります。

・私の経験では、下丹田に水銀のような熱いものが流れました。異常に熱くなります。

四段階目

・息を吸う時、下丹田から督脈を昇らせます。吐く時、第三の目から任脈を通って下丹田まで降ろします。下丹田が開いてきます。重いエネルギーが入ってきます。

五段階目

・第三の目と会陰の間に磁力みたいな引力みたいなものがつながります。呼吸をすると、第三の目と会陰がつながります。伸びたり、縮んだり、引力の存在がわかってきます。

六段階目

・天門が開いて、天と身体がつながります。

「三花聚頂」

六段階目を過ぎると、頭のてっぺんに、赤色、白色、紺色の三色の小さな可愛い花が出現します。これは〝三花聚頂《さんかじゅちょう》〟と言われる気功の最高レベルです。図2

図2

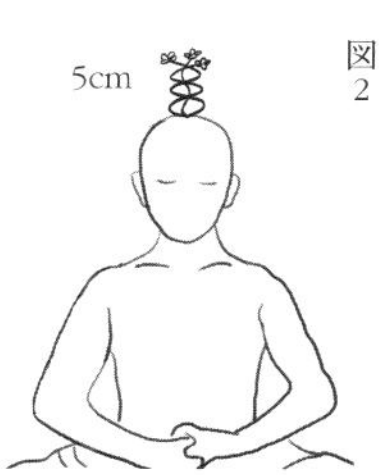

花と頭の間に五センチぐらいの光の茎みたいなものがあり、三色の花は、左に、右に回転しています。荘子の〝胡蝶の夢〟のように、頭のてっぺんに蝶々が飛んでいるような感じです。

「出胎」

更に修行を重ね、下丹田で丹を長い時間をかけて練ることで、大きく成長させます。成長した小さい子供、自分のコピーを体外に出すことができるようになります。出胎《しゅったい》[注3]といいます。

自分のコピー、もう一人の自分、それは、〝正体《しょうたい》〟〝真人《しんじん》〟です。身長は六十センチぐらいです。また〝正体〟から〝正体〟を出すこともできます。

自分の意識をのせ、もう一人の自分が歩いていきます。あなたは、本当は何ものなの？　ということです。あなたは、本当の自分がわかっていません。

ほとんどの方は、本当の自分がわかっていません。〝正体〟は、自分の頭のてっぺんにいます。昔からいます。あなたの日常生活を見ています、本当のあなたを見ています。

〝正体〟、それを守護霊というのでしたら守護霊です。気、霊的なレベル、霊と言われるものです。こういう話をしていくと、どんどん宗教と近くなります。

注3
母親が受精してから、十月十日もの長い時間をかけて、子宮で胎児を育て出産する（体外に出す）ことのたとえ。

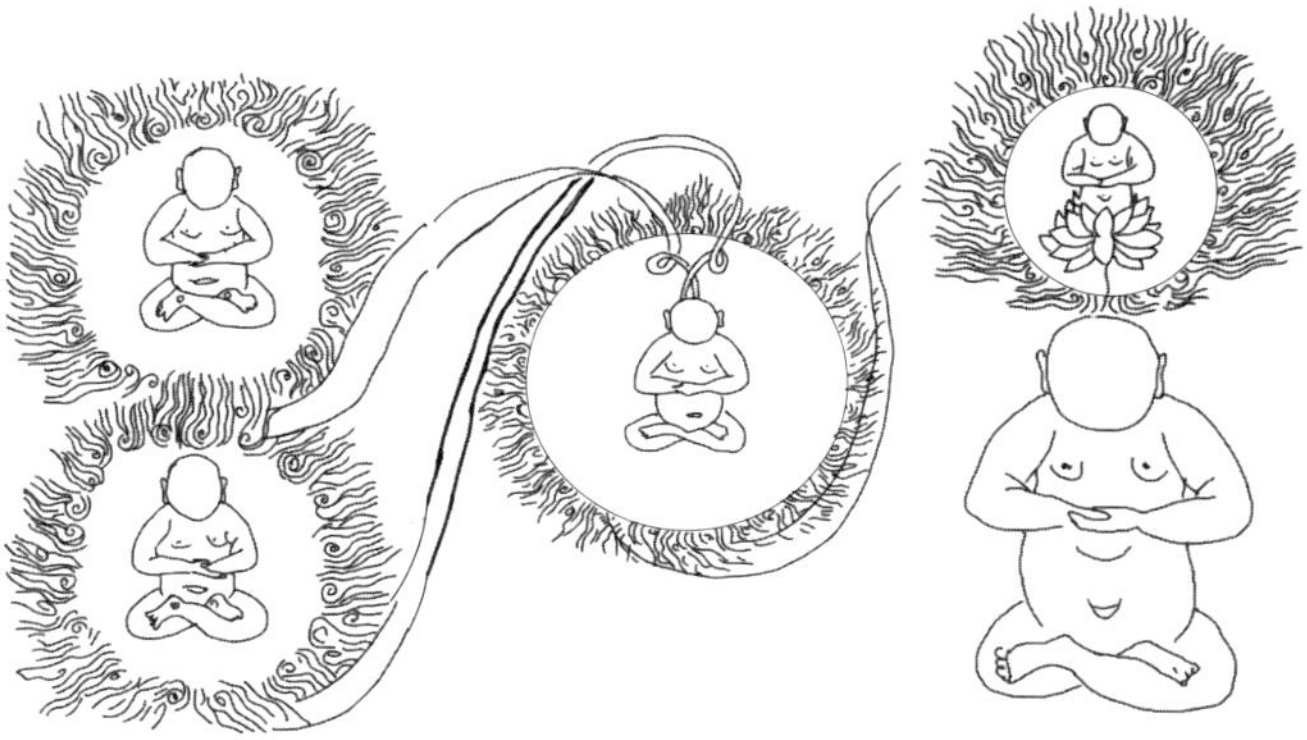

『規中指南　金丹大要』より

密教気功法

密教の修行法です。発声する声（音）と、指から出る気が上丹田、中丹田、下丹田とつながり、共鳴により振動させることで、任脈、督脈が開いてきます。続けると丹田が活性化し、活力や知力が増してくる効果があります。

正式名称を〝オーン・マニ・パメー・フーン〟といいます。〝オーン・マニ・パメー・フーン〟はチベット密教のお経の代表的な言葉です。日本語の母音（原音）〝あいうえお〟にあたるチベットの母音（原音）で作られています。チベットでは倍音《ばいおん》声明《しょうみょう》の発声法で修行します。母音（原音）を唱え続けることにより、丹田を中心に、身体全体を振動させます。きっと昔の高僧様が悟られたものなのでしょう。

任脈を開く修行法

【動作・意識】

・座禅を組みます。
・目を半眼にして、意識は第三の目のところに置きます。

・目の前に、真っ白いふわふわしたもの、光が見えてきたら、第三の目に入れます。入れます。第三の目に気が溜まったら、中丹田を通って、下丹田まで、息を吐きながら降ろします（意守上丹、気沈丹田）。

1「オーン」
・両手を合掌し、親指を上丹田（第三の目）の位置から三センチぐらい離したところに置きます。〝オーン〟と発声しながら、声と両手の親指から出る気を上丹田と共鳴させ、振動させます。上丹田が開いてきます。

2「ア」
・次に両手を中丹田の位置から三センチぐらい離したところに置きます。〝アー〟と発声しながら、声と両手の親指から出る気を中丹田と共鳴させ、振動させます。中丹田が開いてきます。

3「フーン」
・最後に〝フーン〟と発声しながら、両手を下丹田の位置で帯脈に沿って開き、声と両手の親指から出る気を下丹田と共鳴させ、振動させます。下丹田が開いてきます。

・最後に収功をします。

【呼吸】

・発声に合わせて息を吐きます。なるべく長く吐き切るようにします。

・声は大きい方がもちろんよいのですが、他人が聞こえないほどの小さい声でも大丈夫です。

督脈を開く修行法

【動作・意識】

・手は握固の形で組みます（一一〇頁）。

1「ホーン」

・〃ホーン〃と発声しながら、背中の下、下丹田と共鳴させ、振動させます。尾《び》骶骨《ていこつ》、仙骨には八つの穴があり、それらの穴と声が共鳴し振動すれば、背骨全体に響きます。

2「ハ」

・〝ハー〟と発声しながら、背中の真ん中あたりと共鳴させ、振動させます。

3「ヘー」

・〝ヘー〟と発声しながら、首から上、頭の上と共鳴、振動させ、最後、空に飛んでいきます。できれば〝ヘー〟の終わりに小さい〝ィ〟の音をいれ、〝ヘーィ〟と発声するとよいです。

・最後に収功をします。

【呼吸】

・任脈を開く修行法と同じ。

チベット密教では毎日、相当時間をかけて修行をしています。チベット密教の修行では、〝オーン・マニ・パメー・フーン〟を一日十万回言わないといけないと聞いたことがあります。多くの時間をかけて修行することで、身体の反応が出てくるのです。ただ、チベットの修行者はそれが専門ですから、多くの時間をかけることができますが、私たちは一日に十万回はできません。それでも、自分ができる範囲で、修行の時間を作り練習するとよいでしょう。身体に必ず良い反応が出てきます。

密教気功法

任脈を開く気功

1「オーン」

声と両手の親指から出る気が、上丹田と共鳴、振動し開いてくるイメージ。

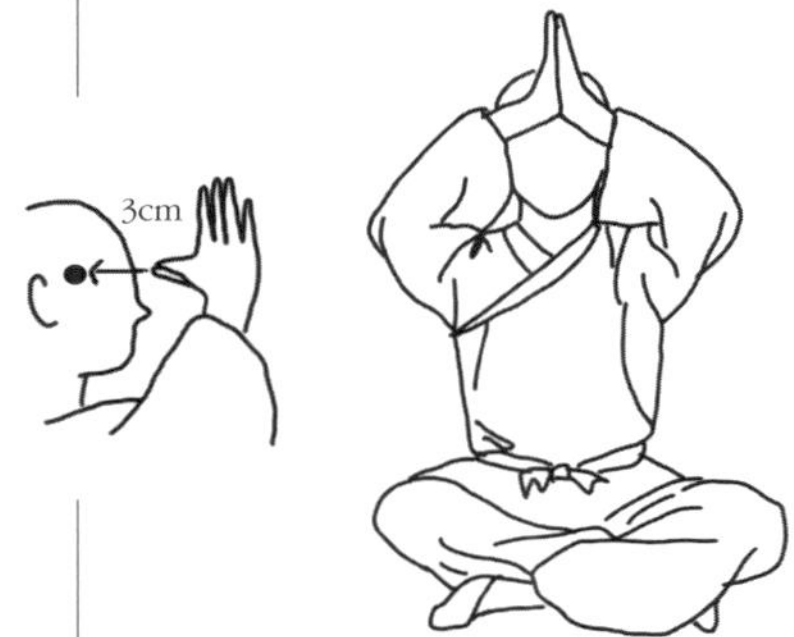

↓

2「ア」

声と両手の親指から出る気が、中丹田と共鳴、振動し開いてくるイメージ。

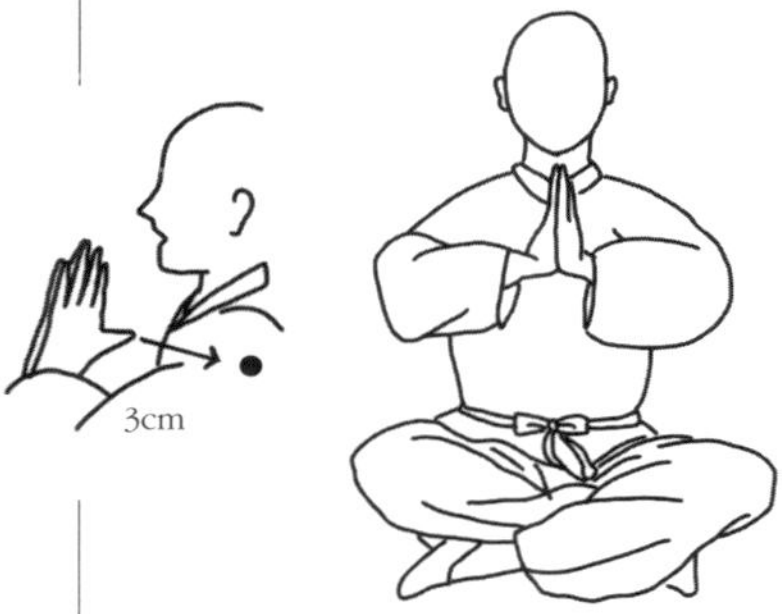

↓

3「フーン」

声と両手の親指から出る気が、下丹田と共鳴、振動し開いてくるイメージ。

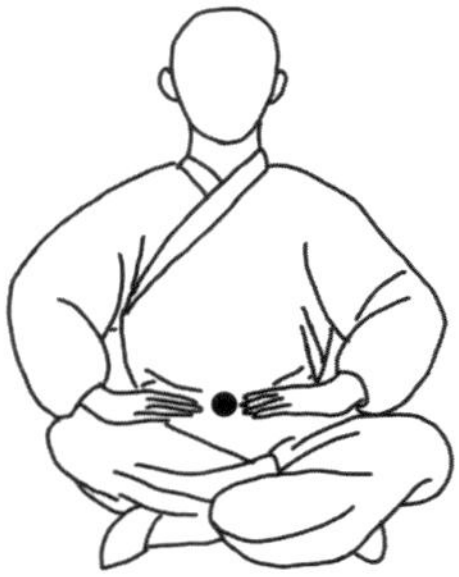

督脈を開く気功

1「ホーン」

下丹田と共鳴させる。尾骶骨、仙骨の穴と共鳴、振動し、背骨全体に響いていくイメージ。

↓

2「ハ」

背中の真ん中あたりと共鳴、振動させる。

↓

3「ヘー」

首から上、頭の上と共鳴、振動させる。

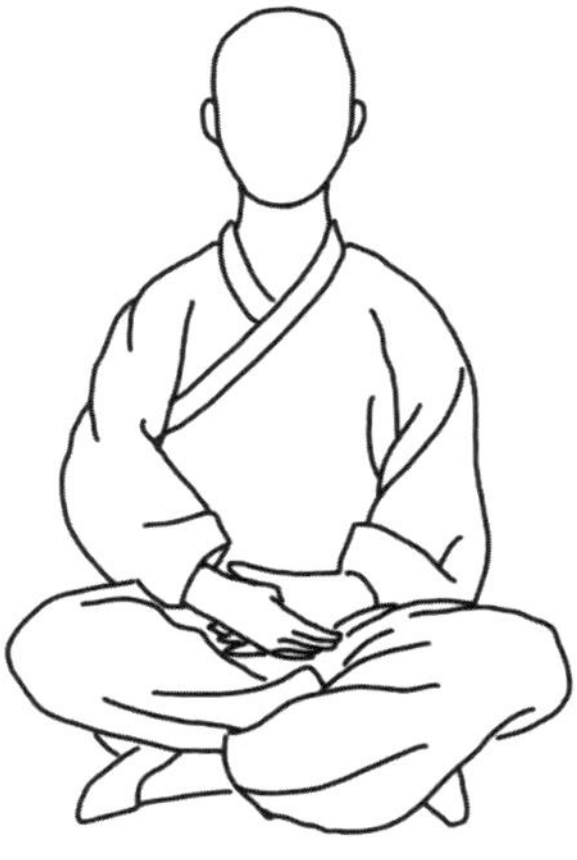

手は握固の形で組む。

自然功（睡功）

自然功（睡功《すいこう》）は、中国四川省の峨眉山《がびさん》のお寺のお坊さんの修行法です。お坊さんの中には体質的に身体の弱い方もいらっしゃいます。そういう方が修行し、健康になるための気功法です。やり続けると身体に良い反応が出ます。

自然功（睡功）は、横向きに寝たままの状態で行います。労宮と心包経、三焦経がつながって、身体に活発な反応が出てきます。中国仏教系の修行ですから、向こうでは〝南無阿弥陀仏、南無阿弥陀仏〟と唱えながら行います。でも私たちは健康のための気功法ですから、そのまま自然呼吸でよいです。夜寝る前に十五分でも三十分でも行って、そのまま寝てしまっても構いません。

【動作】

・横向きに寝ます。右肩を下にして横になる時は、両足は軽く曲げ、上の左足を下の右足より前にくるようにします。図3

・右手の親指と残りの四本で耳を挟むようにしながら、右手で手枕を作ります。この時、耳を出すことが重要です。中国古代の養生理論では、人の耳は人の腎

図3

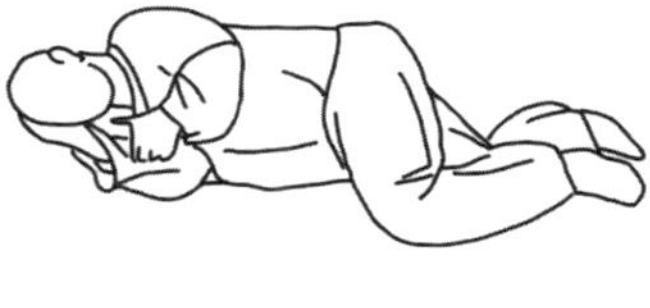

臓とつながっているので、耳を出さないと腎臓は呼吸ができなくなると考えています。現代人は耳を隠している方が多いので、腎臓の悪い方が多いのです。

・左手は右鎖骨の上に置きます。この時、左手の労宮のツボを、右鎖骨の三角のくぼんでいるところとつなげます。このくぼんでいるところは心包経と三焦経と関係があります。最初は、左手の労宮と心包経、三焦経がつながっている感じがわからないかもしれませんが、だんだん感じることができるようになってきます。

【呼吸】

・自然呼吸です。

【意識】

・自分の頭をお腹に入れるイメージを持ち、手とお腹をつなげます。

・上丹田を意識して、同時に一部、下丹田を意識します。上丹田を意識しながら、下丹田にも意識を送り、ゆっくりゆっくり呼吸をします。同時に意識することはやや難しいかもしれませんが、二つの丹田を意識することが大切だと理解してください。

採気法

採気法《さいきほう》とは、消耗したエネルギーを意識で持ち帰ってくる気功法です。蜂が花のところに行き、蜜を吸って、自分の巣に戻り蜜を蓄えるという一連の動きからきています。

私たちは毎日エネルギーを消耗しています。でもエネルギーそのものが、この世から無くなってしまうわけではありません。エネルギーが自分から出て行ってしまっているだけなのです。採気法は、その出て行ってしまったエネルギーを意識で持ち帰ってくる瞑想法です。

採気法は、瞑想法の中でも大切なものです。

ある流派では、夜の瞑想の時、自分が朝起きて、ベッドを出て、トイレに行って、着替えをして、食事をして、仕事をして……と、今日一日の自分の行動を細かく全て思い出し、エネルギーを持ち帰ってくる修行をします。今日一日の日記のようなものを、紙に書くのではなく頭の中で思い描くのです。

このように、瞑想法でエネルギーを持ち帰るだけでなく、実際に芝生や海や山など、気の良いところに行くことも良い方法です。また、幼稚園など子供たちがいっぱいいるところや、映画館、商店街、市場など、人がたくさんいるところに行くことも良い方法です。そういうところで、ぼーっとして、ふらふらして、採気をしながら、エネルギーをいっぱいもらいます。

特に歳を取ったらスーパーでも、電車でも、人がたくさんいる場所に行かないとだめです。歳を取ると新陳代謝が衰えてきます。エネルギーをもらわないといけません。保育園の先生は皆さんお元気ですよね。それは毎日子供たちからエネルギーをもらっているからです。子供たちの波動が身体の中に入ってきているのです。でも、だからといって子供たちのエネルギーが無くなるわけではありません。

スーパーに買い物に行って店員さんや知らない人と〝おはよう〟〝こんにちは〟などと話しても、エネルギーをもらうことができます。そうすると出かける前とエネルギーが違います。そういう違う感じで帰ってから瞑想をすると、行く前とは違ってきます。

【動作・意識】

・座禅を組みます。
・目を半眼にして、意識は第三の目のところに置きます。

・目の前に、真っ白いふわふわしたもの、光が見えてきたら、第三の目に入れます。入れます。第三の目に気が溜まったら、中丹田を通って、下丹田まで、息を吐きながら降ろします（意守上丹、気沈丹田）。

・手は握固の形で組みます（一一〇頁）。

・瞑想して、自分のエネルギーが出て行った場所に一緒に行きます。海、山、あるいは自分の知っているお寺とか公園、または自分の好きな国、カンボジアとかベトナムとか中国とか、いろいろなところに行きます。いろいろなところに一緒に行って、エネルギーを持ち帰ってきます。そういうエネルギーを持ち帰ってくることができるのは意識だけです。

・持ち帰ってきたら、第三の目からエネルギーを入れて、下丹田まで降ろします。

【呼吸】

・自然呼吸をします。

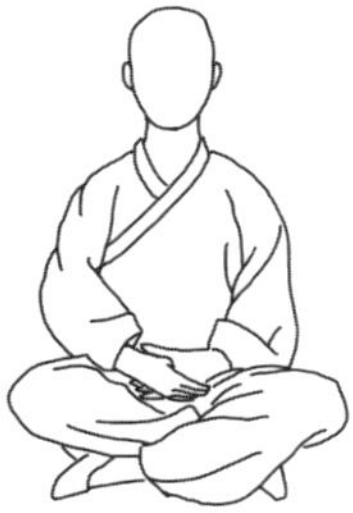

六訣法

六訣法《ろっけつほう》は中医学の理論を元にした気功法です。三百年前からのもので、歴史的にはそれほど古くからあるものではありません。

六という数字は〝五臓（肝臓、心臓、脾臓、肺臓、腎臓）＋三焦〟を意味しています。六訣法の六種の字の発音と、六種の臓腑の波動は関係があり、六種の特定の音を中国語で発声することにより、それに共鳴する臓腑を健康にします。

六種の字と臓腑対応

六字	発音	臓腑	五行
嘘	xu	肝臓	木
呵	he	心臓	火
呼	fu	脾臓	土
呬	Si	肺臓	金
吹	chui	腎臓	水
唏	xi	三焦	

丹頭大法

丹頭大法《たんとうだいほう》は宋の時代、張伯瑞《ちょうはくずい》先生の気功法です。短期間で丹（内丹）、エネルギーの核をつくることができる、道家秘伝の修行法です。

丹は、何もないところからつくるのではありません。

例えば中華料理でも、何百種類ものソース、香辛料を、毎回調味料として入れてスープを作っているわけではなく、何十年も前から受け継がれてきた秘伝のスープの元、中国語でいう〝湯頭《たんとう》〟に調味料を足して作っているのです。

気功でも同じように丹をつくるための湯頭が必要です。気功ではこれを〝丹頭〟と言います。〝丹頭〟を元に丹をつくります。[注4] 丹頭大法では、時間をかけて丹の密度を高くします。

【動作・呼吸・意識】

第三の目から下丹田

・座禅を組みます。

注4
丹頭にエネルギーが集まってきて、だんだん丹、エネルギーの核ができてくる。

丹、エネルギーの核

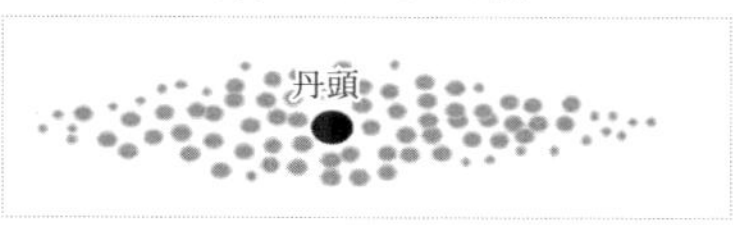

・目を半眼にして、意識は第三の目のところに置きます。
・目の前に、真っ白いふわふわしたもの、光が見えてきたら、第三の目に入れます。入れます。第三の目に気が溜まったら、中丹田を通って、下丹田まで、息を吐きながら降ろします（意守上丹、気沈丹田）。
・吐く息が三に対し、吸う息は一です。
・二十分ぐらい続けます。

下丹田から中丹田

・下丹田に入れたエネルギーを、中丹田まで息を吸いながら昇らせます。
・吐く息が三に対し、吸う息は一です。
・十五分ぐら続けます。

中丹田から第三の目

・中丹田に何か感じるモノがあります。そのエネルギーを、第三の目まで息を吸いながら昇らせます。息を吸いながら第三の目にエネルギーを集めます。第三の目のところに、真っ白いふわふわしたものをイメージします。
・吸う息が三に対し、吐く息は一です。

・三十分ぐらい続けます。

第三の目から下丹田

・第三の目に集めたエネルギーを、下丹田まで息を吐きながら入れていきます。ゆっくりゆっくり、下丹田に集めていきます。

・エネルギーが下丹田に溜まり、薄い丹になります。最初は真っ白で薄い丸い形の丹です。これは個人差があります。

・下丹田を意識しながら、自然呼吸をします。

・十分ぐらい続けます。

・最後に収功をします。

・エネルギーを第三の目に集める時は、吸う息が大切です。吐く息は意識しません。吸って吸って吸って、エネルギーを集めます。吐く時は、集めたエネルギーを第三の目に残したまま吐きます。また、吸って吸って吸って、エネルギーを集めて、を繰り返します。相当な時間がかかります。

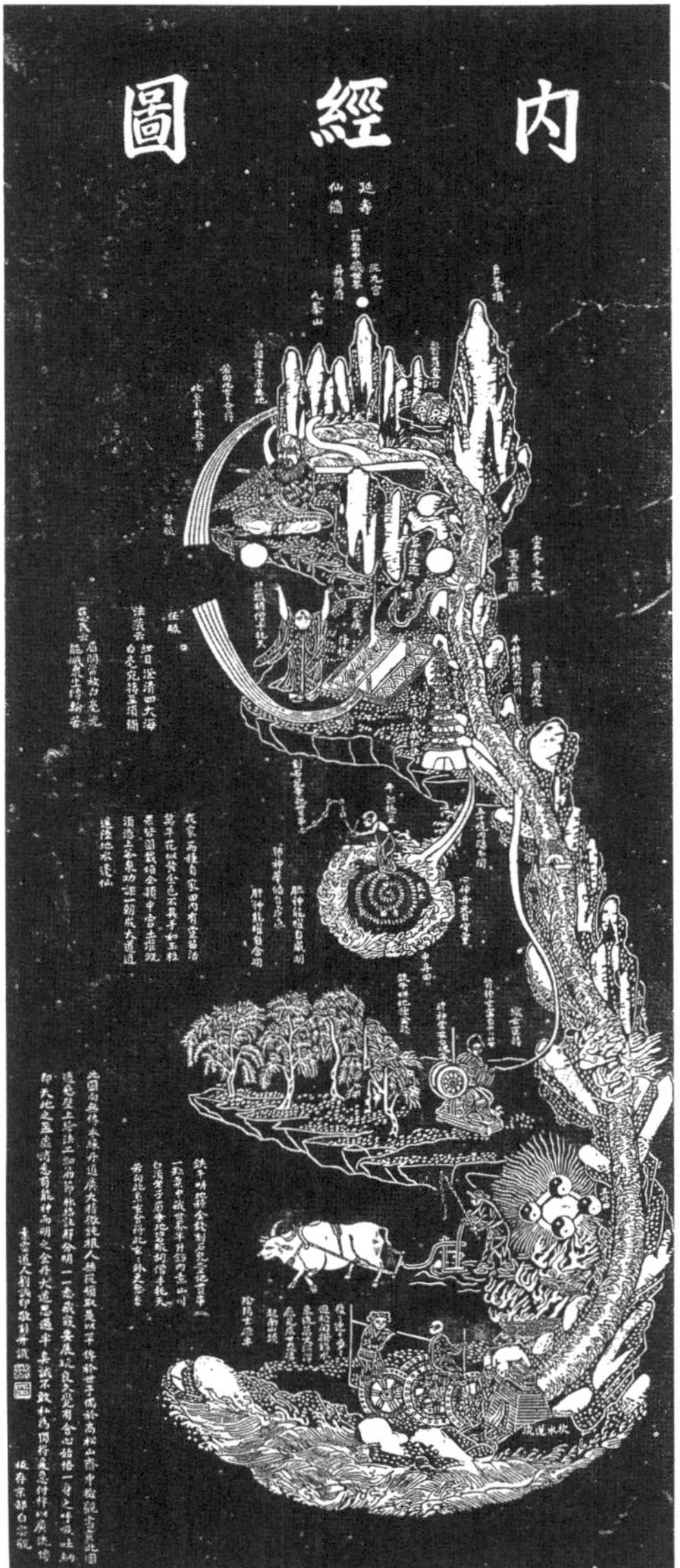

「内経図」清代の内経図《だいけいず》は、内丹術（内丹をつくる術）の修練過程を表現した図。

【静功（瞑想法）の奥義】

静功（瞑想法）における三つの奥義をお伝えします。

一　転動地軸

静功（瞑想法）の一つ目の奥義は、転動地軸に関するものです。

静功（瞑想法）で座る時、天と大地の間をつなぐように、背骨を一本の軸のようにまっすぐにします。身体の軸を探すことが大切です。軸は転動しないとわかりません。

身体を前に少し移動させて、感じない。後ろに移動させて、感じない。右の方に移動し、感じない。そうして前後左右、重心を移動すると、ある瞬間、会陰に全体重が集まり、最高だと感じる時があります。全身の気が、その瞬間、会陰に集まる、統一されたことを感じます。会陰に重力を感じ、下から上まで重いモノが上昇する感じです。やれば皆さん感じることができます。

転動地軸をせずに、そのままずっと座っていると、葉っぱが枯れるような枯坐《こざ》になります。

瞑想は、指導する方がきちんと教えないと、お弟子さんが枯坐になります。また、眠くなったりします。それだと、やればやるだけエネルギーが無くなり、やるだけ無駄になります。長く座れば禅になる、と言われますが、ただ長く座ってもなりません。重心を微妙に前後左右に動かして、どうかな、どうかな、と転動地軸をすることが大切です。

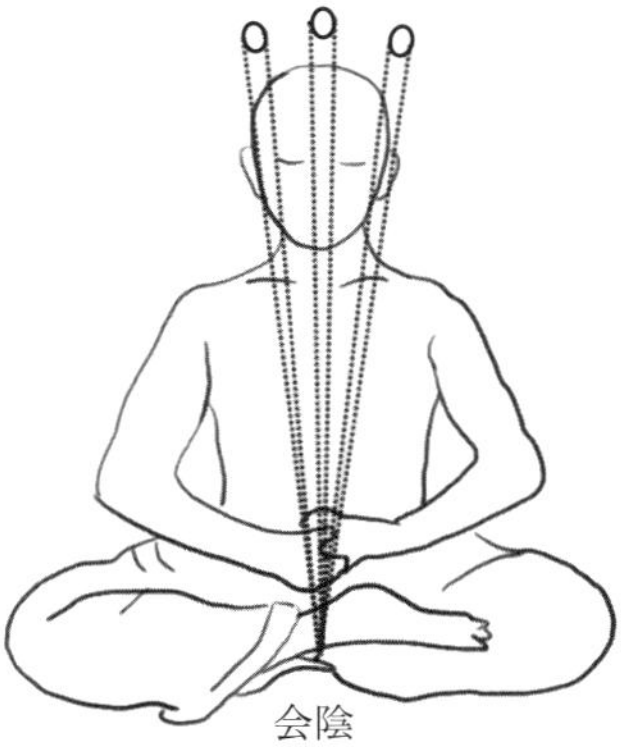

二　螺旋

静功（瞑想法）の二つ目の奥義は、螺旋《らせん》に関するものです。

周天呼吸法で息を吸いながら、背骨に沿って気を昇らせる時、まっすぐに気を昇らせようとしても、上手く昇らせることができません。

大切なことは、気を螺旋状に回転させながら昇らせることです。

会陰から背骨に沿って気を上げる時は、左回り[注5]で昇らせていきます。督脈をぐにゃぐにゃぐにゃぐにゃ、第三の目まで昇らせていきます。

第三の目についたら、頭のてっぺんで、気を左回りで三周させます。

第三の目から任脈に沿って会陰まで気を降ろす時は、右回り[注6]で降ろします。

修行を続けると、エネルギーを昇らせる時、なぜ左回りなのか、そうするとなぜ気が昇っていくのか、なんとなくわかってきます。

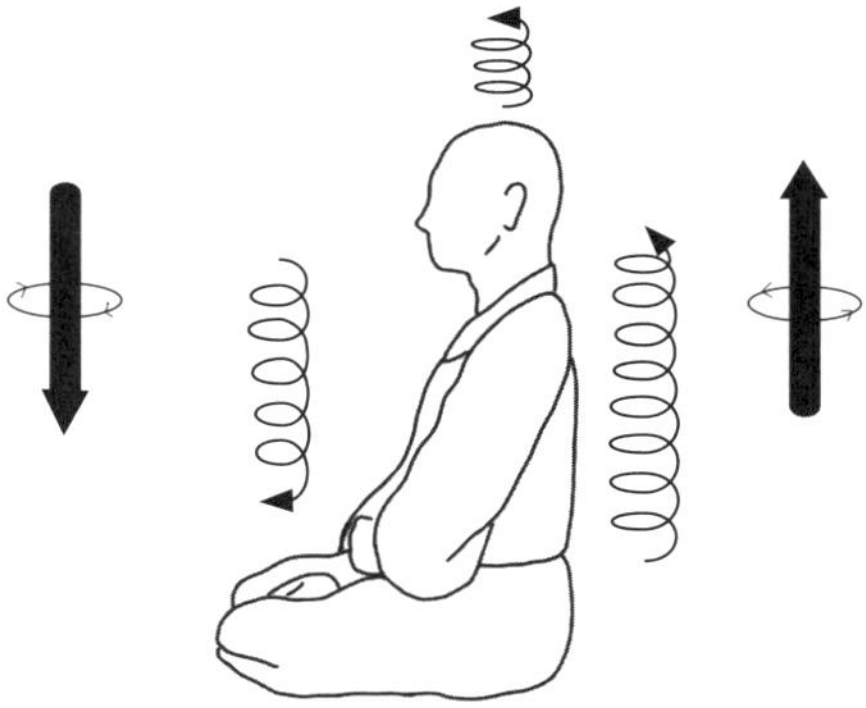

【張三豊　体内面】

張三豊が、修行した時、彼が感じた体内面の画が残されています。右は三回り。左は二回り。中は中脈だと思います。

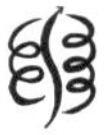

張三豊『玄要編』より

注5　頭に時計の盤面を天に向けて置いた時、時計の逆回り。

注6　頭に時計の盤面を天に向けて置いた時、時計回り。

三　細い一本の道

静功（瞑想法）の三つ目の奥義は、気が通る幅に関するものです。

例えば初心者の方が、小周天呼吸法で会陰から背中に気を昇らせる時、その気が通る幅は広く、降りる時も広い幅で降りてきます。修行を通して、この気が通る幅を徐々に狭くしていくことが大切です。

帯みたいな幅から縄ぐらいの幅に、もっとレベルが高くなったら糸ぐらいの幅、細さにしていきます。どんどん幅が狭くなり、糸のような一本の道がでてくれば大成功です。この時、その糸の色は真っ赤です。それは背骨のエネルギーの芯の部分です。（図4）私は中脈と毛細血管と関係があるのではないかと思っています。

以前、空海《くうかい》さんが首にかけていた水晶の数珠《じゅず》を博物館で見たことがあります。その数珠の糸は真っ赤でした。そして長いものでした。多分伸ばしたら二メートルぐらいはあるのではないでしょうか。そういう修行の道具を見ただけでも、空海さんは本物だとわかります。

念仏を唱えながら、数珠を一個ずつ一個ずつ数えながら、督脈を一個ずつ一個ずつ、気を昇らせていく、任脈を一個ずつ一個ずつ、気を降ろしてくる修行をしていたのだと思います。

皆さんも美術館、仏像様など、気功の目で見てみると勉強になります。宗教の修行方法と気功の修行方法は裏でつながっていることがあるのです。

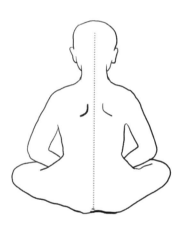

図4
レベルが高くなると、一本の細い糸のような真っ赤な芯がでてくる。

気功秘話　丹田とは

〝丹田とは何ですか〟

〝丹田は解剖すると見えるのですか〟

というような質問をよく受けます。

丹田とは、気が集まるところ、核となるところです。丹田に意識を集中すると、気が集まってきます。意識がないと気は全身に分散したままで、集まりません。

〝有気則開、無気則閉（気あればすなわち開く、気なければすなわち閉まる）〟。気を入れれば、どんどん丹田になります。

丹田には、上丹田、中丹田、下丹田、三つがあります。

能力との関係は上丹田です。

感性、ヒーリング、祈りと心との関係は中丹田です。

基本的な体質、命との関係は下丹田です。

仏教の修行、仏教の流派は上丹田、儒教の流派は中丹田、道家の流派は下丹田です。

下丹田

下丹田は色でいうと、赤です。

站桩功、静功（瞑想法）の練習の時に、肛門のあたりに小指くらいの太さの龍のような、熱い水銀のようなものが流れることがあります。私も火傷しそうな熱さが流れるのを経験したことがあります。一度そういうことがあっても、毎回毎回そういうものが出るわけではありません。出る時も出ない時もあります。

中丹田

中丹田は色でいうと、オレンジです。

站桩功をしていると、中丹田のあたりが、ばばん、ばんばん、ばばん、ばんばんと収縮する波動のように鼓動を打つ、バイブレーション（振動）が出てくることがあります。熱いものが出てきます。

バイブレーションが出ると、胸腺、リンパ細胞をつくるパワーが強くなります。子供の頃はこのパワーが強いのですが、大人になるにつれて萎縮してしまうのです。

上丹田

上丹田は色でいうと、白、白光《びゃっこう》です。

白光は地球、太陽系の光ではありません。宇宙エネルギーです。他の世界から来ているものです。この世界のものではありません。そういうことは、悟証といって、悟って、神様と人間の関係のエネルギーということを証明する方法です。理論で、頭で、知識で、神様がいるとかそういうことではなく、神様ということ、宇宙エネルギーということ、それはそういうことなのです。通常見える光は、だいたい幻覚です。目をつぶって時間が経つと、紫や緑など色が見えるのです。それは特別なものではありません。ただの反応で、修行したものとは違います。

私の経験を話しますと、二〇一〇年十月十六日午前中、自宅で甩手をしていると、目の中に、真っ白の二つの光が出てきました。それまでも、時々目をつぶってぼーっとしていると星みたいな光、ばらばらの光が出ることがありましたが、特別な意味を感じず無視していました。でも、その日は好奇心を持って二つの光をみていました。

吸って吐いて、吸って吐いてと呼吸法を続けていると、その二つの光がどんどん一つの光に収束していきました。最初は小さかったのですが、意識、呼吸法で光はどんどん、どんどん、大きく丸くなっていきました。もし目の中から取り出すことができれば、直径七十センチぐらいの大きさの丸だったと思います。その光は、太陽光のような、真っ白な明るく強い白光で、質感は、ちょっと水っぽく、硬さもあり、氷みたいでした。まさに丸い鏡のようでしたが、形は真ん丸ではなく、輪郭が少し丸より欠けているところがありました。でも丸であることに違いはありません。二十分ぐらいずーっとその状態が続いて、だんだん小さくなって消えました。

この丸い光の形を表現する日本語があります。〝円満〟〝功徳円満〟です。

〝功徳〟とは陰徳のことです。良い行いを人には見せずに行うことです。良い行いは神との関係の上でやることです。陰徳が積もると恵みがあります。自分の人生や家族を守ってくれます。

〝円満〟についても、ちゃんとお寺の中に示されています。皆さんもお寺に丸い鏡があるのをご存知だと思います。〝円満〟の鏡です。〝かがみ〟の〝が〟をなくすと〝かみ〟になります。

第三の目に集中して修行すれば、誰でも頭の真ん中に〝円満〟の鏡が見えてくるようになります。第三の目を意識すると、特別なエネルギーが集まってきます。特に白光が集まってきます。私が見たものも白光です。第三の目の修行をすると、頭の上、天門が開きます。天門が開いたら、宇宙エネルギーと直接つながることができます。

私は、そういう方法を梁光祥《りょうこうしょう》先生の明鏡功《めいきょうこう》から学びました。明鏡功とは、エネルギーを第三の目に集める気功法です。

方法は、まず日常生活や自然界にあるものを第三の目で意識します。例えばロウソクの炎が燃えているイメージ、満月のイメージ、あるいは太陽、日の出のイメージを第三の目でします。小さな光が、どんどん明るく大きくなっていきます。全体に光が出て来ます。その時、呼吸法と合わせて光をどんどん強くしていきます。身体は静かに、静かにします。

このように、第三の目で意識すると、特別なエネルギーが集まってきます。

意識の相転移

皆さんは、意識とは見えないもの、物質ではない、と思っていらっしゃるでしょう。しかし、意識は物質です。現在は未だ科学的に証明ができていませんが、私は今後、科学が進歩すると、意識が物質であることが証明されると信じています。

私は意識の相転移というものを信じています。例えば水はある条件では液体として存在します。ある条件では水蒸気として存在します。しかし元々は同じ物質です。一つの相から、他の相に転移しているだけです。

私は、人間も、宇宙エネルギーも、無から有、有から無の相転移現象ではないか、と思っています。気功の修行も、最初は全く何も感じていません。しかし、だんだん無の意識が集まってくると、有、実体を感じるようになってきます。身体中のエネルギーもみえてきます。意識すると意識は変わるのです。

いつか気功の科学的原理が証明される日が来ることを期待しています。

第三章　神筆功

神筆功とは

神筆功《しんぴつこう》は〝書道気功〟〝判官筆功法《はんがんひっこうほう》〟の一つの流派です。書道気功はカンフーのひとつです。

私は書道気功を八分間気功（八分鐘功法）の達人司徒傑先生から学びました。書道気功には、自発動が必要です。自発動でフラー、フラーとしながら、書いている文字の中に気を入れます。書道気功の魅力は、何百年経ってもその気が失われず、気が出ている状態がずっと続くことです。

美術館などで一休さんや空海さんの書を見ると、それらの作品から気が出ていることがわかります。何百年も経っているにもかかわらず、つい昨日書いたような新鮮な感じです。私から見ると、それらは書道気功です。

書道気功では、良いイメージを自分の中に持ちながら文字を書きます。

例えば〝川〟という文字を練習するとします。

左にジューと一筆。右にジューと一筆。真ん中にジューと一筆。この時、身体の左側の経絡をジューと開く。右の経絡をジューと開く。最後に真ん中の中脈をジューと大地の方まで開くイメージを持ちながら書きます。

〃田〃という文字を練習する時は、まず周りの四角を書く時に、身体の周りに良い気の流れが出てくるイメージを持ちます。そして、真ん中に十字を書く時に、丹田に気を集めます。止まります。

これが書道気功の書き方です。そういう良いイメージを持ちながら書くと、自分の身体に良い反応が出てきます。

書道気功の方法

・筆の軸の部分が鉄でできている、鉄の筆で修行します。鉄の筆で修行すると、指に力が出てきます。筆の毛の部分は先っぽを切り落として揃えます。

・左手は顔の高さで蓮《れん》華《げ》印《いん》[注1]を結び、左手に天のエネルギーを降ろします。

・右手で筆を持ちます。

・筆の先っぽは下丹田に向けます。中指の圧力が高くなり、エネルギーが手に入り、筆に入り、下丹田とつながっている感じがあれば、下丹田と足、大地のエネルギーがつながってきます。[図1]

・全身に気がつながった瞬間、ジャンプして、大地にぱんと着地します。身体全身が振動し、中脈が開きます。身体は興奮状態です。全身が火で燃えている感

注1　書道気功で通常つかわれる手印。命根に接する、接命根印とされている。

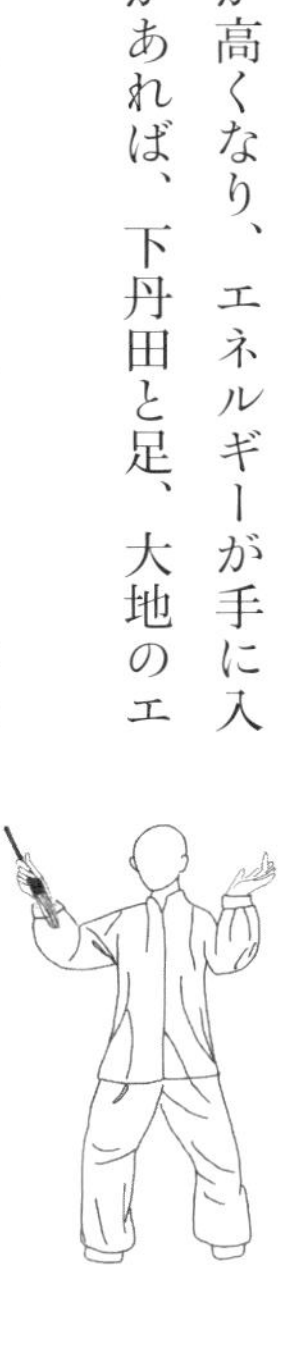

図1

じです。

・そのまま第三の目に意識を集中します。

・第三の目の真っ白なところに、光の文字が出てきます。その光の文字のイメージを持ちながら、フラー、フラーと自発動が出てきたら、墨をつけて、その光の文字を紙の上にそのまま書き写します。つまり書道気功は、第三の目に出てきた光の文字を、そのまま紙に書き写すだけなのです。

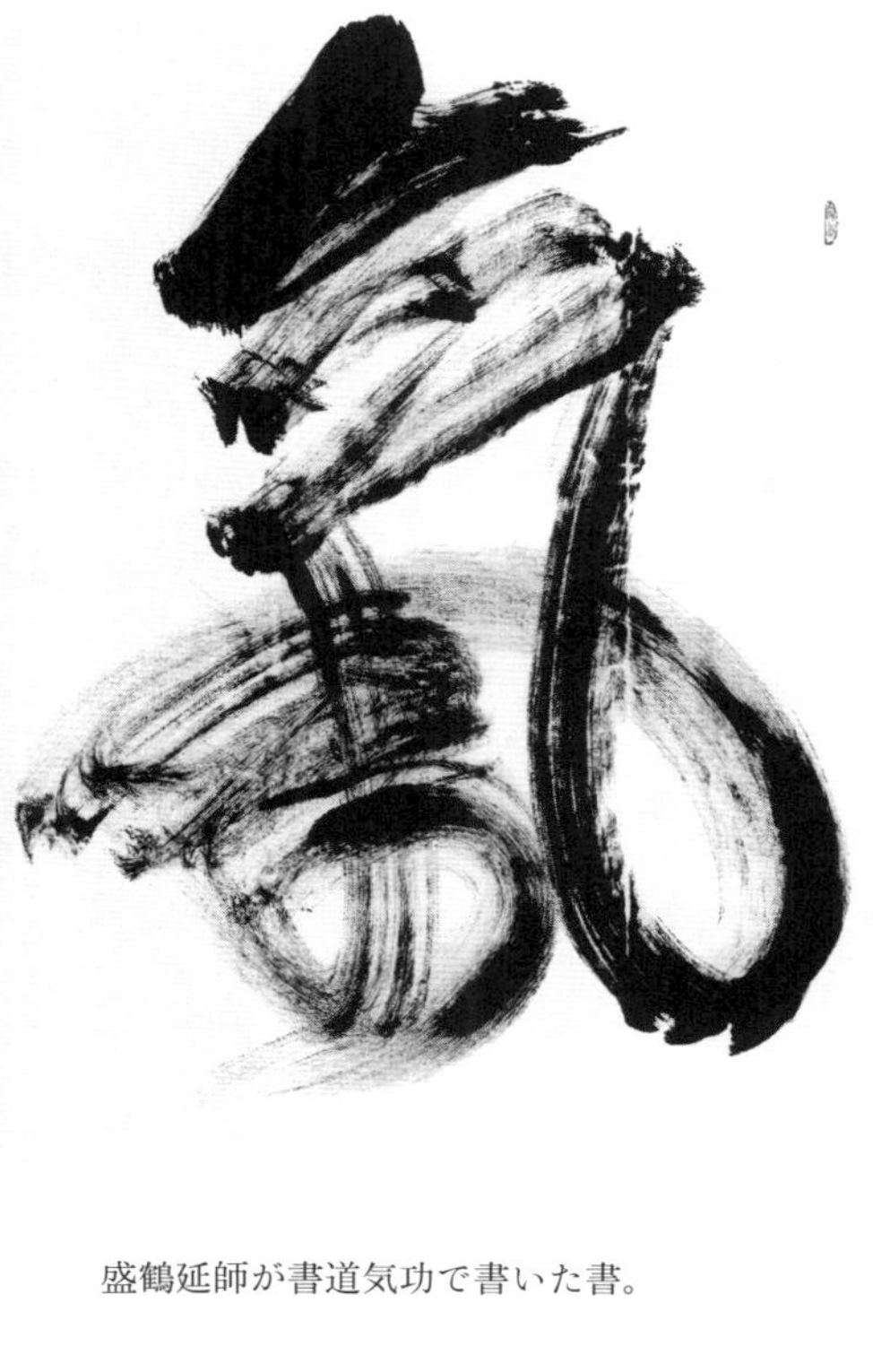

盛鶴延師が書道気功で書いた書。

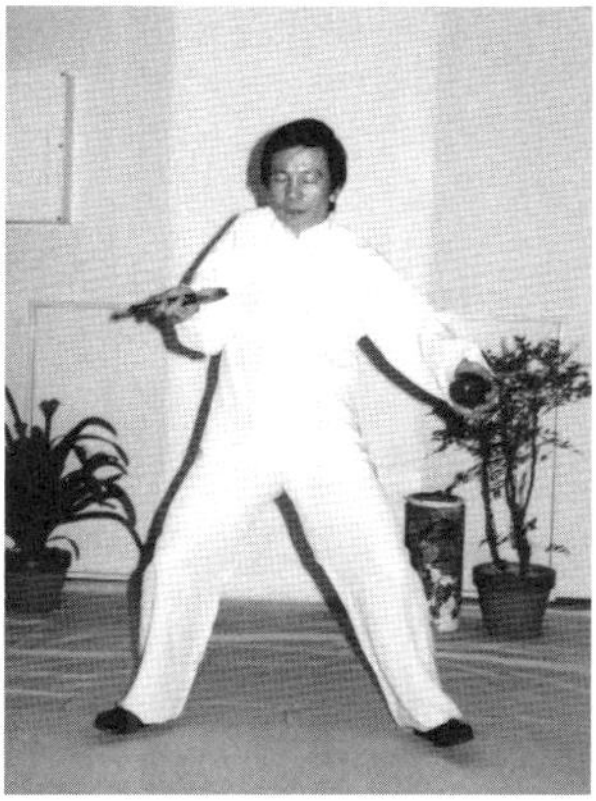

1989 年、東京都。

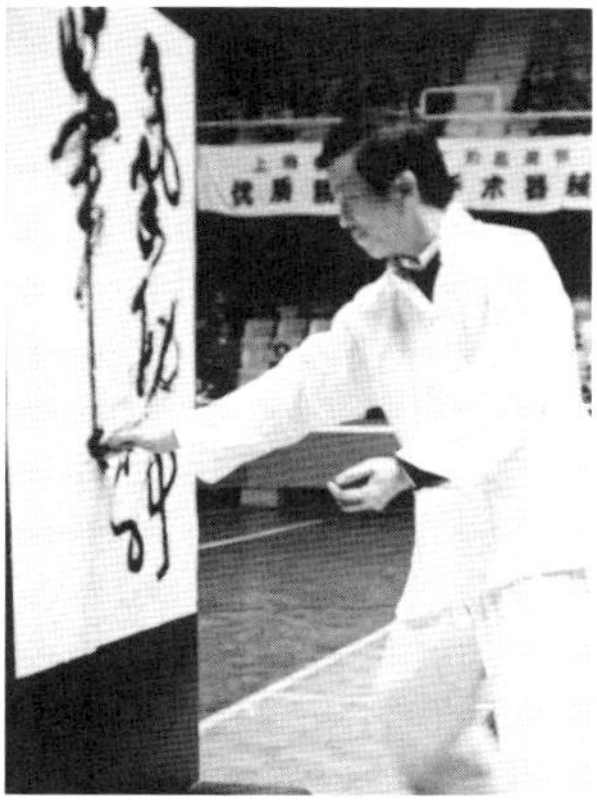

1984 年、上海市。

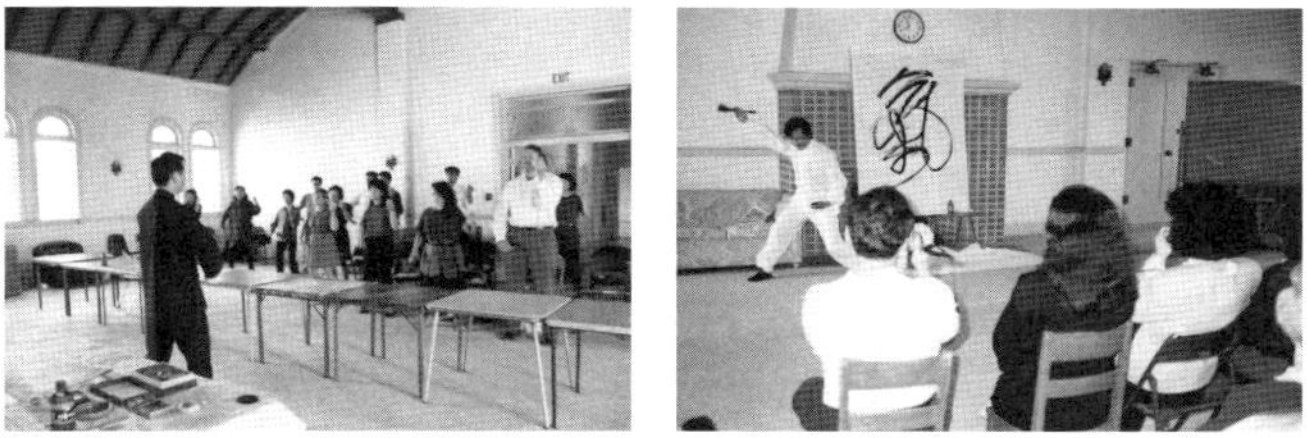

1991 年、ロサンゼルスで行なった書道気功教室の様子。

第四章

樹林気功

樹林気功とは

樹林気功《じゅりんきこう》とは、樹木からエネルギーをもらう気功法です。
人間は自然の一部です。樹木の周りにはエネルギーがたくさんあり、樹木のエネルギーは人間より強いので、樹木のエネルギーをもらうことができれば最高ですね。

私が知っている方で、樹木のエネルギーをもらって元気になった方がいます。その方は、六十代の時、難病に罹《かか》り立っていることもできませんでした。でもマンションの前にある太さ六十センチぐらいの楠《くす》の木に、毎日寄りかかったり、その下でお茶を飲んだり、座ったりしていたら元気になりました。その方には樹林気功の知識はなかったのですが、木と仲良くする気持ちがあったのですね。難病が完治したわけではありませんでしたが、八十過ぎまで長生きしました。つまり二十年以上、樹林気功を行っていたのですね。

また、乳ガンの女性が毎日木に抱きつき、木に祈ることを一年ぐらい続けたところ、ガンがなくなり、逆に木の上におっぱいみたいなものが出てきたという記事がありました。これが事実かどうかはわかりませんが、私はこの話を信じています。

樹林気功の木

樹林気功を行う際、最初は樹林の中で、何か身体中が満たされる、そのエネルギーを素直に感じることが大切です。あぁ、木はこんなにエネルギーがすごいんだ、と感じることが大切です。

樹林の中を自発動でフラフラしていると、同じ木に何回も抱きつきたいと感じることがあります。いつも同じ木にそういう気持ちを抱くならば、今のあなたにはその木が必要なのです。

樹林気功をし続けると、だんだん、自分は杉の木がもっといいとか、菩提樹《ぼだいじゅ》の木がもっといいとか、あるいは松の木がもっといいとか、わかってきます。

最初から、私に合う木は何か、というようなことは考えない方がよいです。最初からそういうことを考えると、木との関係が小さくなります。もちろん診断で、あなたに合う木を教えて差し上げることもできますが、まず自分で樹林に行き、私はこういう種類の木と縁がある、気が合うと、自分で感じることが一番よいです。

最初に自分に合う木がわかってしまうと、他の木を拒否してしまいがちです。それよりは、どんな木でもいいですよ、皆いいよね、そして、最後に、自分にとってもっと特別な木があるよね、というように、自分で樹林気功を行いながら、だんだん分別ができてくる、これがとてもよい順番です。そうすると、その方は樹林から離れても、その木から良いエネルギーをもらうことができます。

人間は疲れるとエネルギーが欲しくなります。昔から樹林の中で、カンフー、武術の修行を行う人は多くいます。修行で消耗したエネルギーを補っているのです。樹林のエネルギーが、身体の疲れているところに入ってくるのです。樹林は、普通の場所と比べてエネルギーの密度が高いのです。だから身体の中にまで樹林のエネルギーが浸透してくるのです。

木を大切にすること、木の家具とかを大切にすることも樹林気功の一部です。良い木から作られた家具を使っている方には、健康な方が多くいます。皆さんも、木が生きていることはご存知ですよね。木を切ると、隣の木が不安になると言われています。木は切られる時、木、全体が震えるのです。すると隣の木も怖い、怖いと震えるのです。木と木の間に命の関係があるのですね。同じように、木と人間の間にも命の関係があります。木を大切にして、木にお願いすれば、木のエネルギーが入ってきます。切るとか、投げるとか、そういうことを木は喜びません。いつも木をいじめていると、木と仲良くなれないですよ。

樹林気功の方法

・まっすぐな木を選びます。最初は直径が三十～四十センチの中くらいの太さの木から行います。大きな木はおすすめしません。

・両手でその木を包むようにして立ちます。木によって、いろいろな方法がありますが、ここでは三つほどお伝えしますが、基本は三円式站桩功です。

木の前で三円式站桩功を行う

・両手でその木を包むようにして立ちます。手と木の間は十五センチぐらいです。

・三円式站桩功をします。（図1）この時、木の感覚をしっかりと感じてください。涼しいかな、暑いかな、と感じながら木と仲良くなることが大切です。

・そうして木と仲良く交流しながら、木と波長を合わせて、吸って～、吐いて～、と呼吸法を繰り返します。呼吸を続けていると、木はあなたが木のことを必要としている、とわかってくれます。そうすると木がエネルギーをくれるのです。木と手の間の感じが、最初より強くなります。木の気を感じることができます。そのような状態で、木と交流しながら呼吸法を続けます。

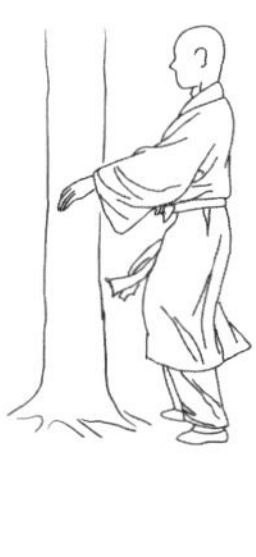
図1

呼吸に合わせて手と身体を上下移動する

・両手でその木を包むようにして立ちます。手と木の間は十五センチぐらいです。
・息を吸いながら、下から上に手と身体を移動します。図2
・息を吐きながら、上から下に手と身体を移動します。図3

呼吸に合わせて手で八の字を描きながら上下移動する

・両手でその木を包むようにして立ちます。手と木の間は十五センチぐらいです。
・息を吸いながら、手で八の字を描きながら下から上に移動します。図4
・息を吐きながら、同じく八の字を描きながら上から下に移動します。図5

＊樹林気功では、木と遊ぶ、という感じで木の気を感じながら木と交流します。

＊この他にも、木の下で自発動功をしながら、フラー、フラーとしてもよいし、静功（瞑想法）をしてもよいです。また木の下での食事、武術、カンフーなどもおすすめです。

図2
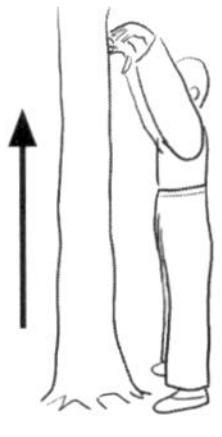

図3
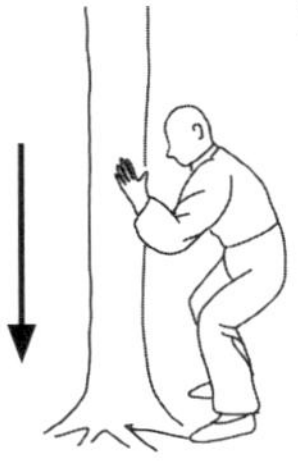

図4
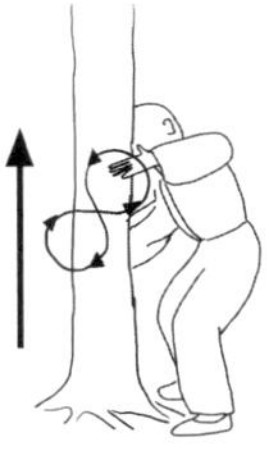

図5
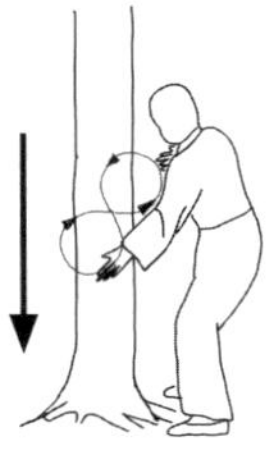

気功秘話　ゼロ磁場

ゼロ磁場はとてもパワーのある良い場所です。ゼロ磁場は各地にあります。私は長野県伊《い》那《な》市入野谷《いりのや》にあるゼロ磁場で何度か合宿をしました。入野谷のゼロ磁場の山頂には滝があります。その滝の振動がすごいのです。私は滝のところで站桩功をしましたが、振動がすごくて立っていられませんでした。水の振動か、エネルギーの振動かわからないのですが、身体が震えて立っていられないのです。

ゼロ磁場は、まずは体験することです。身体との関係はどうか、意識が無とつながることができるのか、など、体験してみてください。ゼロのエネルギーがわかるということは、相当レベルが高いということです。

また、ゼロ磁場ではありませんが、山梨県甲府市の北部にある昇仙峡《しょうせんきょう》もパワーの強い場所です。川の両岸が全て岩石、ヒスイです。川は溝みたいになっていて、滝があります。そして両岸に小さな洞窟があります。とても良い気の場所です。

昔、道家の方が教室に来たことがあります。彼の先生は有名な道家の先生で、百二歳まで長生きしたそうです。彼はヒスイの笛を持っていました。そういうものを持って昇仙峡で笛を吹くと、共鳴し、周りの岩石から波動が出るのです。なんでもないところで笛を吹くのと、昇仙峡で笛を吹くのとでは違います。道家の修行方法は、そういうところにまであるのか、と感心しました。道家の修行法はとても物理的で具体的ですね。

東京にあるパワーの強い場所は、千代田区の平将門《たいらのまさかど》の首塚です。ここもゼロ磁場と感じが近く、陰のエネルギーが強い場所です。土地はそれほど広くなく、周り三方向が高いビルに囲まれています。将門の首塚では、将門のエネルギー、武士のエネルギー、刀のエネルギーを感じます。エレベーターでさーっと降りるような感じがあります。

第五章　房中術

房中術とは

房中術《ぼうちゅうじゅつ》とは、男女のエネルギー交換・交流の方法の一つです。房中術は物理学的なイメージ、医学的なイメージを持つとわかりやすいと思います。もちろん精神医学的なイメージ、心理学的なイメージもあります。

男女の性的な話をすると、下品と感じられたり、レベルが低いと感じられたりしますが、実際は人間の基本的なことです。性的なことがわからないことと、性的な悩み、性的な病気になることには、大きな関係があります。特に今の若い方たちは教えてもらうところがあまりありません。房中術自体、それを自分が使うかどうかは別として、理解はしておいた方がよいと思います。

房中術はチベット密教、仏教にも伝えられていますが、これからお伝えするものは道家の理論です。

道家では、仙人を上・中・下の三種類のレベルに分けています。

「上」天仙

天仙《てんせん》は一番レベルが高い方です。食べることにも、寝ることにも、性的なことにも何も興味がない方です。欲が何もない、何もいらない方です。長生きします。自分と気の関係だけで、他は何もいらないとは、とても羨《うらや》ましいですよね。修行すれば、そういう道に入れないわけではないです。朝から晩まで、気の道、四次元の道、四次元の世界にずっと入る。仙人は普通の方と身体が違うと思います。私はそういうことを信じています。

「中」地仙

地仙《ちせん》は、漢方を服用し、薬膳などを食べて、身体を大事にして長生きする方です。

「下」人仙

人仙《じんせん》は、夫婦関係が良く、精神的、肉体的関係がぴったりの方たちです。特に健康に良いこととかは何もやっていないし、養生という意識もないのですが、長生きします。

現実には房中術を行わなくても、人仙のように夫婦仲良く、特に何もせずに長生きする方もいます。ただ仙人みたいな方、昔の偉い方は、ほとんど房中術を行っています。

昔、中国では高貴な男性が歳を取ると、第二夫人、第三夫人を娶《めと》りました。『黄《こう》帝内経《ていだいけい》』という漢方理論の本の中で、黄帝には二千人の女性がいたと書かれています。黄帝に本当に二千人の女性がいたかどうかは別として、数多い女性と関係があったのは事実でしょう。もし黄帝が房中術を知らずに、そのように多くの女性と関係を持っていたら、エネルギーを失い、長生きできなかったと思います。しかし記録では、かなり長生きをしたとありますので、房中術を行っていたのでしょう。房中術は、元々はそういう高位の方のための方法でした。加えて、歴史的な男尊女卑の背景があるため、もちろん女性のための方法もありますが、伝統的な房中術は男性のための方法です。

ある伝説として、中国西南地区で行われた、男性と女性の房中術のチャンピオン同士の試合のことを聞いたことがあります。男性と女性のチャンピオン同士が二日間、房中術を続けた結果、最後、女性が倒れて死んでしまったのだそうです。男性が女性のエネルギーを全て吸い取ってしまったからです。私は、房中術のチャンピオン同士の試合があるということ自体は、冗談だろうと思いますが、この伝説からも、房中術が男女のエネルギーの交換、交流の方法であることがはっきりとわかります。

男性が歳を取って、若い女性と関係を持つと元気になるということがあります。例えばチャップリンは五十四歳の時、十八歳の女性と結婚しました。その後チャップリンは彼女との間に八人子供を得ました。テレビで見る限り、チャップリンは幸せそうでした。男性に限らず、女性も、若い男性と関係を持つと元気になります。中国の歴史の中でも、武則天《ぶそくてん》や西太后《せいたいこう》など、権力を持った女性が、若い男性と関係があったという記録はあります。現在は以前よりも、そういう事例が増えていますし、正しいと思います。

一般的には性的なこと、また、酒、タバコ、ギャンブルなども、悪いと考える方が多いかもしれません。でも、道家の考え方は違います。世の中から見て変なこと、悪いことでも、やり方によっては良いことと考えます。

ある霊的エネルギーの強い方で、一日に二百本ぐらいタバコを吸っていた方がいたそうです。そんなにタバコを吸ったらガンになる、というのは一般的な考え方ですが、世の中にはタバコを吸いながら長生きする方もいます。タバコの中には、光粒子、エネルギーがあり、要は、身体の中に光粒子を溜めることができるかどうかなのです。この光粒子を溜めることができれば最高なのです。私自身も昔タバコを吸っていましたが、私の場合は身体に合わなかったのでやめました。気管支のトラブル、咳が出てきたのです。そういうことは、練習してできることではなく、生まれつきそういう力を持っているかどうかだと思います。

つまり、やり方次第なのです。知識がないと、性的なことも酒もタバコもだめなのです。でも知識があれば、全てオーケーです。知識とは、一般的な遊びの知識ではなく、もっと高いレベルの知識です。例えば、陰が足りない方は陰のお酒を飲む、というようなことです。性的なことの知識は、やはり房中術です。

房中術の原理

房中術は、気功の特別な技の一つです。男女の交流の中で、エネルギーの交換・交流ができれば房中術になります。エネルギーの交換・交流ができなければ、ただのセックスです。道家の流派には、エネルギーの交流のみで、男女の肉体の交流はない流派と、肉体の交流もある流派の両方があります。エネルギーの交流のみで肉体の交流がない流派は、レベルが高い清修派です。

房中術の基本的な原理は、物理学的なイメージで説明した方が理解しやすいかもしれません。

例えば二つの鉄があり、一つの鉄の温度は高く、もう一つは低いとします。低い温度の鉄は、高い温度の鉄からエネルギーをもらい、温度が高くなります。逆に高い温度の鉄が、低い温度の鉄と接触すると温度が下がります。

女性を低い温度の鉄にたとえると、房中術でも、低い温度の鉄である陰の女性と、高い温度の鉄である陽の男性が接触すると、女性の体温は上がります。しかし男性の体温が下がりません。逆に体温はもっと上がります。そこが房中術の神秘的なところです。

房中術では、男性が女性の陰のエネルギーを吸い取り、下丹田に陰のエネルギーを入れると、陰のエネルギーに合わせるように、男性の中に陽のエネルギーが上がっていくのです。

例えば、通常三十六度ぐらいの方だったら、房中術を行うと三十八度ぐらいまで体温が上がります。基本的に房中術では射精をしません。射精をすると、男性の体温は下がります。体温が下がると女性の陰のエネルギーをもらえないのです。房中術では、男性の体温はずーっと高いままです。高い体温を維持し続けることによって、相手の女性のエネルギー、陰のエネルギーをもらうことができるのです。

女性も陰のエネルギーが吸い取られると、頭から下半身まで循環が良くなります。結果、二人とも良いエネルギーの交流ができるのです。これが房中術の原理です。

では、実際にどうやって女性の陰のエネルギーを男性の身体の中に入れるのでしょうか。

それは、男性の身体の真ん中、芯の部分にいる女性にエネルギーを入れるのです。人間は半分は陰で半分は陽です。男性は外回りは男性、陽ですが、身体の真ん中、芯には女性、陰がいます。女性も同様に、外回りは女性、陰ですが、身体の真ん中、芯には男性、陽がいます。だから男性の場合、自分の身体の中の陰の女性と交流をすると最高なのです。彼女にエネルギーをあげるのです。彼女は陽のエネルギーをもらうので喜びますよ。女性も同じです。女性の真ん中、芯の部分にいる男性に、周りの陰のエネルギーをあげると彼は喜びます。

女性が歳を取り、女性ホルモンが減少すると、相対的に男性ホルモンが強くなります。よく肌がザラザラとしたおばあさんたちが、大きなガラガラ声で話しているのを見かけませんか。まるで男性のようですよね。逆に男性も男性ホルモンが減少すると、相対的に女性ホルモンが強くなり、こちらもなんとなく、女っぽい、やさしい感じのおじいさんになります。しかし、房中術を行うと歳を取っても女性はもっと女っぽく、男性もずっと男っぽいままです。それは、女性は芯の部分に陽のエネルギー、男性は芯の部分に陰のエネルギーをずっと持ち続けているからです。図1

図1　陰陽マークを用いた、房中術の原理の説明

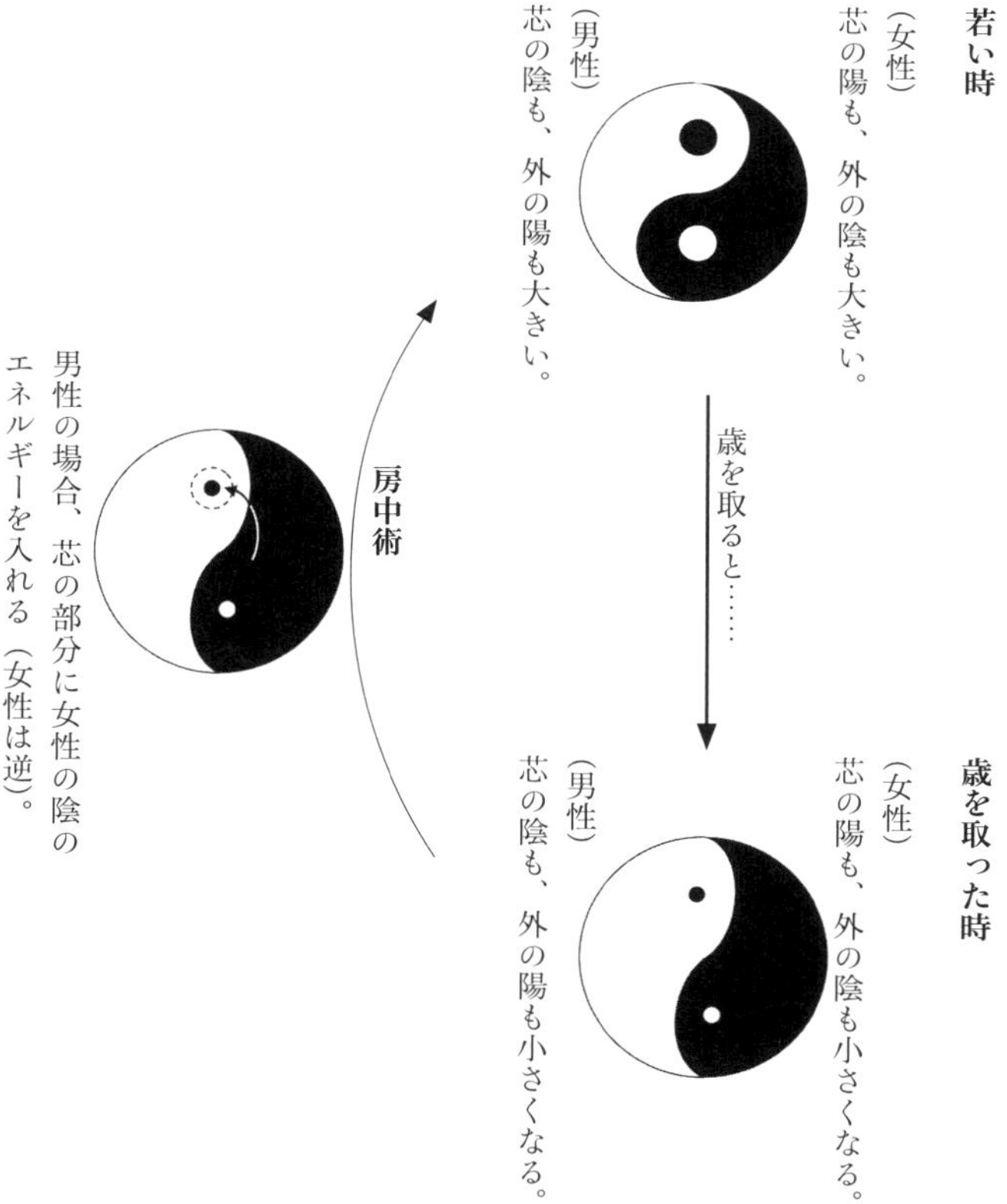
若い時
(女性)
芯の陽も、外の陰も大きい。
(男性)
芯の陰も、外の陽も大きい。
歳を取ると……
歳を取った時
(女性)
芯の陽も、外の陰も小さくなる。
(男性)
芯の陰も、外の陽も小さくなる。
房中術
男性の場合、芯の部分に女性の陰のエネルギーを入れる（女性は逆）。

このように、房中術は原理的なことは簡単ですが、実際に行うのは難しいかもしれません。

房中術の最中、男性は射精をしません。男性は、射精すると、精子からエネルギーが出ていってしまいます。一回の射精で何千万個の精子が出ていきます。精子の中のエネルギーとは命ということです。つまり自分の身体から出たら、他人に命をあげるということです、そのかわり自分の中に溜めたら、自分の中に命を貯金するということです。命がもっと強くなります。

このことを道家では〝道以精為宝。施之則生人。留之則生身（道では精を宝とみなす。他人に施すと人〈命〉が生まれる。自分に溜めると、自分の中に身〈命〉を生む）〟と言います。これが道家の考え方です。だから長生きするのです。

道家は厳しいところがあります。男性は六十歳になったら、射精は絶対に禁止です。このことを知っている方はごく一部かもしれません。射精は中医学で言うと〝瀉法〟です。気が抜けるので気持ちが良くなります。神経科学的に言うと、交感神経の興奮が下がり、精神的にも何か行為をしました、ということで落ち着くのです。でも修行はそういう世界ではありません。

神様が人間に与えた恵みは二つあると言われています。セックスと酒です。セックスと酒は人間にとって快感です。快感を手にすることは簡単です。でも快感だけだったら、人間はめちゃくちゃになります。

真面目に宗教に入り、身体、人生の快感を薄くすることもできますが、簡単ではありません。それに比べると気功はある面、簡単です。簡単ということは、やれば、身体、内面でわかるということです。他の快感が薄くなり、最後には無くなります。

房中術は特に若い方におすすめ

房中術は特に若い方におすすめです。歳を取った方にすすめないわけではありませんが、ちょっと面倒臭いかもしれませんね。

また、房中術は男性のためだけではなく、相手の女性のためでもあります。最近は女性に子宮ガン、子宮頸ガン、乳ガンなどが多いですよね。ガンの原因はもちろん、ガン細胞です。しかし房中術の男女の視点でいうと、男性が刺激してくれなかったということです。女性は身体の中の部分を刺激されると、循環が良くなるのです。

最近は、結婚をしたくない、セックスをしたくない、子供を作りたくないという方が多くいます。これはどちらが良いとか悪いとかいう問題ではありません。結婚をしても良いし、しなくても良い。子供がいても良いし、いなくても良い。現代は自由ですし、自分で選ぶことができます。それはその方の自由です。しかし、そのままの子宮の状態だったら、おっぱいの状態だったら、固まることがあります。ガンになりやすいとはいえませんが、循環はあまり良いとはいえません。

房中術の三つの段階

房中術とは、男性器を女性の中に入れ、射精をしないようにし、肛門をやや強く収縮して、ストローで吸うようなイメージで相手の女性からエネルギーを吸い取ることです。

房中術には三つの段階があります。

一段階目　〃存〃

・〃存〃は意識することです。
・男性器を女性の陰の部分に入れます。女性の陰のエネルギーを、男性器、仙骨、督脈を昇らせ、第三の目に集めます。女性の陰のエネルギーを吸いながら、昇らせていくという意識を持ちます。

二段階目　〝縮〟

・〝縮〟は大便を我慢する時のように、肛門をやや強く収縮して我慢することです。そういう力で、女性の陰のエネルギーを昇らせていきます。でもあまり力を入れてもエネルギーは昇りません。肛門、会陰のところの力が一〇〇パーセントとしたら三〇パーセントぐらい力を入れます。そうすると、督脈にエネルギーの流れができます。

三段階目　〝抽吸〟

・〝抽吸〟はストローで吸うように、女性の陰のエネルギーを吸い取ることです。
・男性は、男性器を女性の陰の部分に入れて、女性の陰のエネルギーを吸い取ります。督脈を昇らせ、第三の目にエネルギーを集めます。この時、腎臓を意識しながら、腎臓から水がずーっと昇っていくイメージを持ちます。
・相手の女性は黄色の服を着ている仙人みたいです。相手の女性の赤〜黄色の間のエネルギーを吸い取るイメージです。そうして第三の目に力を入れて相手の女性を見ていると、第三の目にカァーとエネルギーが入ってきます。入ってきたら下丹田まで降ろしていきます。
・同時に、キスをしながら、口からも女性のエネルギーをストローのように吸い取ります。この時、女性の唾とかも全て飲んで、唾のエネルギーも、第三の目のところに集め、自分の唾と一緒に下丹田に降ろし、溜めていきます。
・女性も、上からも、下からもストローで吸い取られるように、全て吸い取られるので、頭から下半身まで良い循環になります。女性はエネルギーを中丹田に溜めます。

中国の記録に、六十度以上の白酒《パイチュウ》の中に男性器を入れて、ストローのように吸えるかどうかをみて、房中術が成功しているかどうかを確かめる、というものがあります。男性器を白酒に入れて、そのままにすると、お酒が男性器に入っていき、お酒の量が減るのです。もし修了証というものがあれば、それが修了証みたいなものです。冗談みたいな話ですけどね。

房中術の訓練の方法

房中術に興味があり、練習をしたいのであれば、男性器を訓練しなければいけません。大きく、太く、長くできる方法を二つお伝えします。

訓練法１

男性の下半身を鉄のようにする方法です。硬くなるだけではなく、大きくなります。男性器は海綿体です。海綿体の中の細胞一個ずつの密度を高く、大きくすれば、硬く大きくなる、という考え方です。

まず、鉄を男性器にブラ下げて伸ばします。歳を取ると、男性器が小さくなる、でも小さくなるのは仕方ないと思っている方も多いと思います。しかし、実際は歳を取ってそれ自体が小さくなったのではなく、お腹の中に一部入ってしまったから、小さくなったように感じているだけなのです。つまり伸ばすことが大切なのです。伸ばすとエネルギーも良い循環になります。若い時に戻ります。

・重い鉄を男性器にブラ下げて伸ばします。ある資料では百五十キロもの鉄をブラ下げたと記録されています。でも私たちはそんなに重いものをブラ下げる必要はありません。三キロでも五キロでもよいので、ブラ下げて伸ばします。

訓練法2

女性の性器は陰です。陰が強いから男性は負けるのです。女性の陰に負けないように陰に慣れる、陰でもぴんぴんしている。そのための修行法です。

次の三つを用意します。

1　ちょうど良い湯加減のお風呂のお湯
2　少し熱い、四十二、三度ぐらいのお湯
3　氷水

・まず1のちょうど良い湯加減のお風呂の中で、男性器を自分の手でも何でもよいので大きくします。
・大きくなったら、一度冷たい水をかけて刺激します。
・大きくなっているうちに、2の熱めのお湯をかけます。
・また冷たい水をかけます。一般的に冷たい水をかけたら、男性器は固まります。固まったら、全体的に温度も下がります。温度が下がったら、また熱めのお湯をかけるのです。お湯をかけると、また興奮して維持できます。このように熱めのお湯をかけて、男性器を大きく維持することは皆さんはすぐにできると思います。

・次は3の氷水をかけます。氷水をかけるといっても、そのまま流してしまったら氷水がなくなってしまうので、二つの洗面器を用意して、上から氷水をかけ、下の洗面器で受け、またかける、とするとよいです。もしくは氷そのものを、男性器に当ててもよいです。

・こうして刺激しても、そのまま大きく保たれるようでしたら、房中術のための条件が育ってきているということです。

第六章

特別な気功の技術について

《気功師を目指す方に》

予防医学としての気功

気功は予防医学です。また、第四医学と言われています。左記の図の、三つの円が重なっている真ん中の部分、それが第四医学です。代替医療の分野です。解剖学、生理学、外科、内科、免疫学の全てと関係があります。

日本では、法律的に気功治療が認められていませんので、気功治療を行うことはできません。ただ、予防医学、代替医療、気功カウンセラーなど、色々な形はあると思います。実際、世界では気功治療で難病が治る事例も少なくありません。治療の能力を持つことと、実際に治療を行うか行わないかは別の話です。

「第一医学」　解剖学、生理学
「第二医学」　外科、内科、
「第三医学」　免疫学
「第四医学」　代替医療・気功

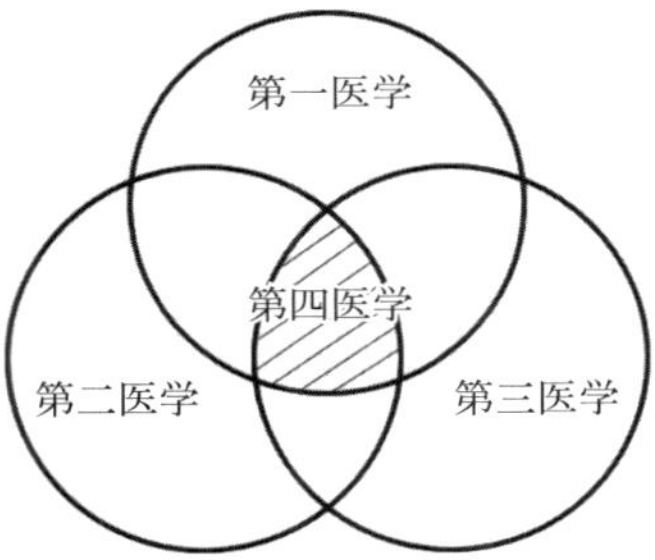

気感を鍛える

気功治療など、特別な気功の技術を養うための訓練は站桩功から始めます。特に診断能力が欲しい人は、三円式站桩功の気の訓練が必要です。気に敏感になり、どんどん気を強く感じることができるようになります。

気に敏感になってきたら、次は今日は自分の気は強くないなとか、今日は陽の気だなとか、今日の気はちょっと冷えているなとか、自分の気がわかってきます。自分の気がわかってきたら、次はだんだん他人の気もわかってきます。

按摩《あんま》、指圧、鍼灸なども全て気との関係です。気との関係を考えないと効果が出ません。また、先生の気が出ないと効果が出ません。こういう先生たちの修行は気の修行であり、とても大切なことです。

陰徳を積む

気功の世界は、エネルギー、パワーだけの世界ではありません。エネルギー、パワーだけでしたら、スポーツの方が、よほど強いではありませんか。

気功、外気治療などは、全て陰の世界のことです。気功の修行をして得られるエネルギーは陰のエネルギーです。陰のエネルギーと病気や邪気とは関係ないですね。陰のエネルギーはレベルが高いものです。仏教で言えば陰徳ということです。

気功のレベルを高めたい、気功治療のレベルを高めたい、気功の先生になりたい、というのでしたら、陰徳を積まないといけません。気功の〝功〟という能力は、ただ一生懸命修行すれば得られる、というものではありません。陰徳を積むことが大切なのです。気功は陰徳の世界です。そのためには優しい心、人を愛する心を持たないといけません。Aさんはどうですか、Bさんはどうですか、と色々な生徒さんのことを考える心を持たないといけません。気功の先生は、宗教の修行者とある面、似ています。心です。心ですね。気功のレベルを高めるためには陰徳を積むこと、陰徳を溜めることが一番大切なのです。

世界には色々なニュースがあります。戦争とか、殺人とか、命に関わる問題が起こっています。しかし良い人とか悪い人とかではなく、命は皆平等です。なぜなら、命は神様からいただいたものだからです。私はそれを信じています。ただ、命は平等ですが、良い霊がついている方と、邪霊がついている方では、人生がちょっと違ってきます。でもそういう邪霊を祓《はら》うためにも、気功の修行をすることをおすすめします。

外気診断（神掌）

気功の外気診断は、中医学の四診《ししん》（望診《ぼうしん》、聞診《ぶんしん》、問診《もんしん》、切診《せっしん》）の望診に近いものです。目で診断する方法、手で診断する方法が代表的な二つの方法です。

目で診断する方法は、外気、オーラをみる望気術《ぼうきじゅつ》（オーラ診断）などです。

手で診断する方法は、直接患者さんに触れることなく、患者さんの外気から診断する外気診断（神掌《しんしょう》）などです。神掌は診断も治療もできます。

外気診断（神掌）の原則

最初に、患者さんの邪気が、診断者に入ってこないようにするための原則をお伝えします。

・患者さんとは五十センチくらい離れて立ちます。

・立つ時は、患者さんの正面に向き合って立つのではなく、斜めの位置に立ちます。正面に向き合うと、邪気を受ける場合があります。

・診断する手の肘《ひじ》は少し曲げます。そうすることで、患者さんの邪気が肘までしか入ってこれなくなります。

診断の方法

陰陽は全て相対的なものです。

〝陰中有陽、陽中有陰（陰の中に陽がある、陽の中に陰がある）〟のです。

患者さんの周りの外気が、自分より熱いか、冷えているか、左と右の熱さ、冷たさが対称か非対称か、各臓器が熱すぎるか冷えているか、位置はどうか、下がっていないかなど順番に診ていきます。診断には解剖学の知識も必要です。

熱すぎるところと冷たいところは問題があります。ただし、熱い、冷たいは相対的なもので、絶対的なものではありません。したがって絶対温度で判断することはありません。

上から下までゆっくり手を動かして、身体全体を診断していきます。また左と右を比べる場合も、相対的に診断していきます。しかし、ただ左と右を比べてもわからないかもしれません。その場合は、相手の周りの外気と左と右の三つを比べるのです。この三つの気を感じることが大切です。

身体全体を、上から下へ満遍なく診断する

・前方、任脈に沿って診断します。
頭頂から前頭部、目、鼻、喉、気管支、肺、胃袋、腸、子宮、会陰まで。
・後方、督脈に沿って診断します。
頭から頸椎、胸椎、腰椎、仙骨、尾骶骨まで。
・身体の左側と中脈の間、右側と中脈の間も診断します。

各臓器の状態を診断する

・肝臓に問題がある方は肝熱があります。肝臓から気がすごく出ています。心臓に問題のある方は心臓から熱が出ています。血圧の高い方は前頭部から熱が出ています。腰の悪い方は、大体腰あたりが冷えています。ガンの場合、ピリピリとする陰の気が出ています。
・女性の場合は、両胸、卵巣の状態も診断します。

重要なツボ、部位を診断する

「百会」

・百会のツボの左・右・前・後ろの一寸（約三センチ）、あるいは二寸ぐらい離れたところを診断します。前の方が冷えている方は内臓系。左の方が冷えている方は心臓系。右の方が冷えている方は肝臓系。後ろの方が冷えている方は脊髄、背中に問題があります。

・健康な方は、百会に気が上がっていて温かいです。病気の方は、百会が冷えて、気が弱いです。診断の時に頭のてっぺんが温かければ大きな病気はありません。そういう〝温かい〟気と〝熱い〟気は違います。一番良いのは清陽の気です。温かく、優しい良い気です。身体から邪気を払い出さなければ百会に気が上がらず、清陽の気は昇りません（一一四頁）。

「**命門**」

・命門の気は、生まれた時に両親からもらった元々の気、〝元の気〟〝元気〟で、とても大切です。腎臓と関係があります。若い方は命門のところがすごく熱いです。歳を取ると、どんどん命門の温度が下がっていきます。

「**仙骨**」

・仙骨は冷えている方が多いですね。冷えていること自体は悪いことではないですが、仙骨のエネルギーは使わないともったいないです。多くの方が一番使っていないのは仙骨のエネルギーです。仙骨にはすごく熱いエネルギーがあります。何十年も頭からエネルギーを降ろして仙骨に溜めているので、仙骨は気の密度がとても高いのです。

・気功では仙骨をとても大切にしています。特に道家では、仙骨のエネルギーを督脈に昇らせることを基本としています。

・火葬場で一番焼けにくい骨は仙骨です。高僧様でよく修行をされた方の仙骨の舎利《しゃり》（遺骨）は、緑豆の半分ぐらいの大きさで色は紫色、ピカピカ光っています。良いお寺とかの仏塔の一番上の瓢簞（宝珠）の中に、高僧様の舎利を入れることが多いですよね。また、珍しい仏像の第三の目にも舎利が入っています。

・修行したエネルギーは、三次元のエネルギーではありません。三次元と四次元の間、三・五次元、三・七次元のエネルギー、そういうエネルギーです。そういうエネルギーを持つ舎利は、大事なものを守ってくれるとか、第三の目を開きやすくするとか言われています。

【外気診断（神掌）の奥義】

外気診断（神掌）の奥義は、対象の大きさに対する意識の持ち方に関するものです。

意識で大きさを変える

診断する手のツボを意識で大きくする

外気診断（神掌）は手の平の労宮で行います。鍼灸の知識を持っている方、経絡の勉強をされた方は、労宮の大きさを直径一ミリぐらいと思っていらっしゃいますが、実際はそうではありません。ツボの大きさは個人によって違います。三ミリや四ミリの方もいます。

外気診断（神掌）する時は、意識で自分の労宮の大きさを、少なくとも二十〜三十センチぐらいに大きくします。夏用の団扇《うちわ》ぐらいの大きさです。そうすると労宮がどんどん開いてきます。労宮が小さいままのイメージでは、診断することは無理です。自分の労宮を大きくイメージできるようになったら、相手の気の状態もわかりやすくなります。

診断する臓器を意識で大きくする

例えば、心臓を診る時、意識で心臓を実物より五倍、十倍大きくすると、手で感じやすくなります。膵臓とか、十二指腸とかも、同じように意識で大きくすると、診断しやすくなります。

治療する相手の身体を意識で小さくする

仮に患者さんが百八十センチの人でも、二百キロの人でも、意識で小さくします。赤ちゃんのような大きさにするのです。このように意識で赤ちゃんのように小さくすると、自分の気に自信が出てきます。

物質的な大きさと意識は違う世界なのです。

望気術（オーラ診断）

前述した外気診断（神掌）に比べ、これからお伝えする望気術（オーラ診断）は、ややレベルが高い診断技術です。オーラは、その人の健康状態と心理状態と関係があります。宗教的には前世、来世とかと関係があると言われています。

私は以前オーラ診断の機械を見たことがあります。でもそれは洋服の色によってオーラの色が変わるものでした。黄色い洋服を着ていれば黄色いオーラ。赤い洋服を着ていれば赤いオーラという感じでした。そのようなオーラ診断と、私たちの望気術（オーラ診断）は違います。

オーラを見る部位は第三の目です。オーラについては西洋でもよく研究されています。オーラ診断は面白いですが、難しいです。でも訓練の方法がありますので、皆さんも訓練すればみえるようになると思います。

望気術（オーラ診断）のための訓練法

望気術（オーラ診断）のための訓練法です。第三の目が敏感になります。

まず、白い壁に丸い五色《ごしき》（青《しょう》、赤《しゃく》、黄《おう》、白《びゃく》、黒《こく》）表1の紙を貼ります。五色は、五行の色です。青は肝臓との関係、赤は心臓との関係、黄は脾臓との関係、白は肺との関係、黒は腎臓との関係です。

貼る高さ

・自分の第三の目の高さに丸の中心がくるようにします。この時、立って丸を見るか、座って見るかはどちらでも構いません。

紙の材質

・ちょっとざらざらした、反射しないものがよいです。

丸の大きさ（直径）

・壁との距離の関係で決めます。

・壁に貼った丸い紙が、あなたの第三の目、眉間の奥の方でピンポン球ぐらいの大きさに見えるのがちょうどよいです。例えば丸の直径が三十センチでしたら、あなたは壁から一メートルぐらい離れたところに立つとちょうどよいと思います。四十センチだったら、もうちょっと下がって立つとよいでしょう。図1丸の直

表1

五行	五臓	五色
木	肝	青
火	心	赤
土	脾	黄
金	肺	白
水	腎	黒

図1

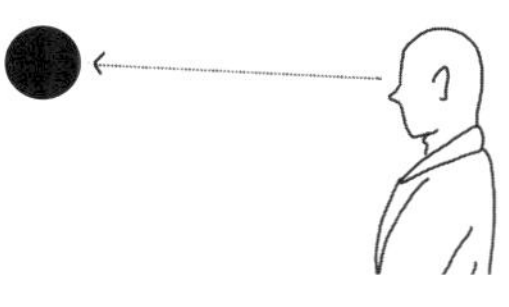

径は、一番大きいもので九十センチぐらい、小さいもので十センチぐらいがよいです。

訓練の方法

・白い壁に貼った丸い紙を、一週間に一色ずつ、ずっと見ます。一週間ごとに色を変えて見ていきます。第三の目が敏感になり、第三の目のところに反応が出てきます。私たちが見ている色と宇宙に存在している色は違います。訓練を続けると、赤い丸は赤ではなく緑に、白い丸は紫に見えてきます。

・基本は黒色です。五つの色で訓練して、まだ余裕があれば黒を見続けるとよいでしょう。

品字観

品字《ひんじ》観《かん》は第三の目を敏感にする訓練法です。

訓練の方法

・白い壁に、図のような三角形を三つ書いた紙を貼ります。三つの▽の間をつなぐ線は正三角形の関係です。一つの▽の三辺の計は四センチぐらいです。注1

・両目に対し、下の二つの▼が水平になるようにします。図2

・両目で、下の二つの▼を見て、第三の目で上の▽を見ます。こうすることで第三の目が刺激されます。見れば見るほど、第三の目が敏感になります。

注1
一つの▽の三辺の計は四センチぐらい。

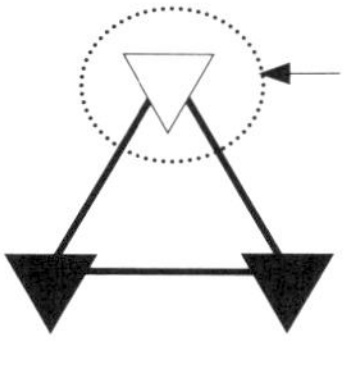

図2

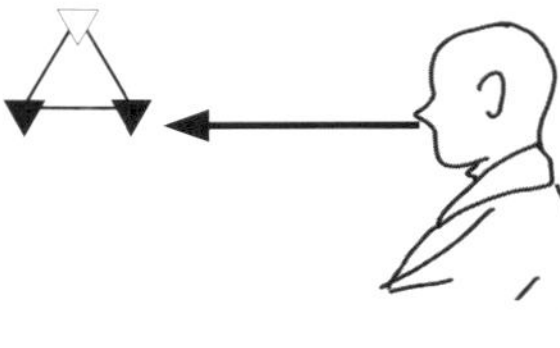

【望気術（オーラ診断）の奥義】

望気術（オーラ診断）の奥義は、オーラの層のみかたに関するものです。

三層のオーラをみる

望気術（オーラ診断）では三層のオーラをみることが大切です。気は物質です。人間の周りに三層の気の層、気の物質構造があります。もちろん、それぞれの厚みは個人個人によって違います。

身体から二センチぐらい離れたところのオーラは、あなたの命の健康状態を表すオーラです。金色、灰色、白、紫などのオーラがあります。

やや離れて、二十〜二十五センチぐらいのところのオーラは、あなたの内臓の健康状態を表すオーラです。

四十〜四十五センチぐらいのところのオーラは、最近の心の状態を表すオーラです。不安とか、精神的、心理的な関係だったら緑のオーラが多いです。ピンクだったら、感情的、情的なことが多いです。学校の先生、幼稚園の先生、また芸術が好きな方はピンクのオーラが多いです。芸能界の方は緑のオーラが多いです。

オーラのエネルギーは、命のオーラがもっとも強く、次が内臓のオーラ、一番弱いのが心のオーラです。この三つのオーラのエネルギーの強さの比率は、三対二対一という感じです。

命の健康状態を表すオーラが紫だったら密教系です。伝統仏教とかは白が多いです。修行している高僧様は金色です。仏像様もそうですよね。レベルが高い仏像様は金色、金剛です。金剛でしたら死んでも臭くはないですよ。金は燃やしても変わりませんよね。最高レベルは金です。元々金は地球の物質ではないのです。

三層のオーラ（構造）

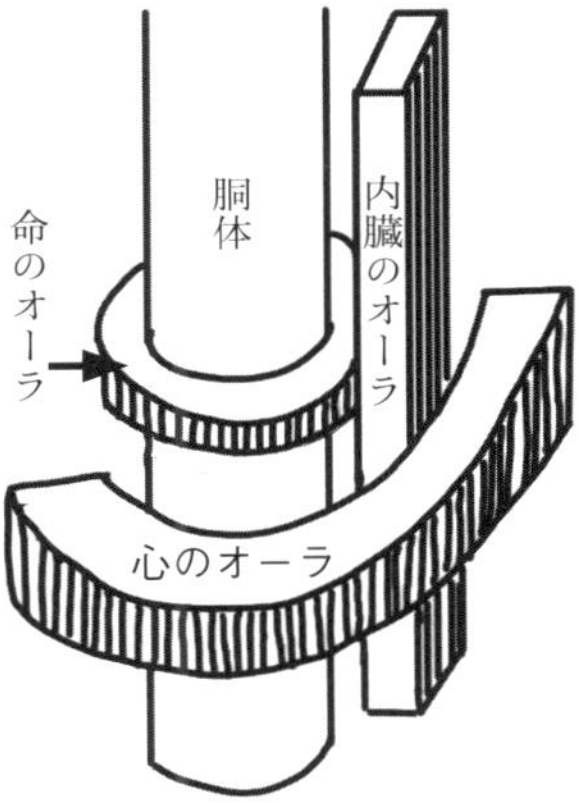

三層のオーラ（全体）

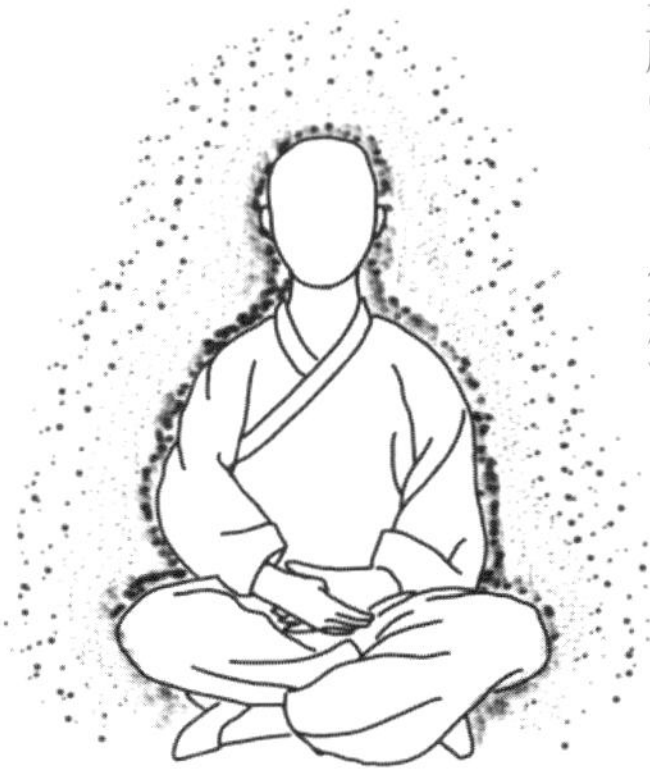

気功秘話　望気術（オーラ診断）

望気術（オーラ診断）をする時、時々、相手の頭の上に、仏像様がたくさん出てくる場合があります。

男性の場合は、左側に、お父さん、お祖父さんと父方の祖先が並んでいます。右側にお母さん、お祖母さんと母方の祖先が並んでいます（女性は左右逆）。自分の前世は、頭の上、空の方までずっと並んでいます（男女共通）。つまり、命はずっと続いているということです。ただ偶然ということはありません。ずっとつながっているのです。

一代、二代、三代……。一人の人の父方の祖先、母方の祖先を三十代遡ると、なんと十億人以上との関係になります。十億人以上の方々と私たちはつながっているのです。

密教の曼荼羅《まんだら》で描かれているものは絵だけではありません。人間のエネルギーは本当はそういうものなのです。だから運がいいとか悪いとか、金持ちとか貧乏とか、全てそういうところのエネルギーとつながることと関係があります。私たちが自信を持つとか、持たないとかも全て関係があります。そういうところは望気術（オーラ診断）の信じ難い部分、迷信に聞こえるかもしれない部分ですが、実際はそういうことなのです。人間は突然この世の中に出てきたものではありません。

皆さんも、初めて訪れたところなのに、以前訪れたような感覚、デジャヴ（既視感）を経験したことがあると思います。デジャヴとは、あなたが昔一度地球に来たことがある、ということです。そうでなければデジャヴは無いですよ。でもそういう話をしていると、話はどんどん長くなりますから、話を診断に戻します。

望気術（オーラ診断）の面白いところは、私から見ると物理学的、科学的なものであるところです。宗教とはまた別の世界です。しかし宗教とは説明の仕方は違いますが、根本的には同じものなのかもしれません。

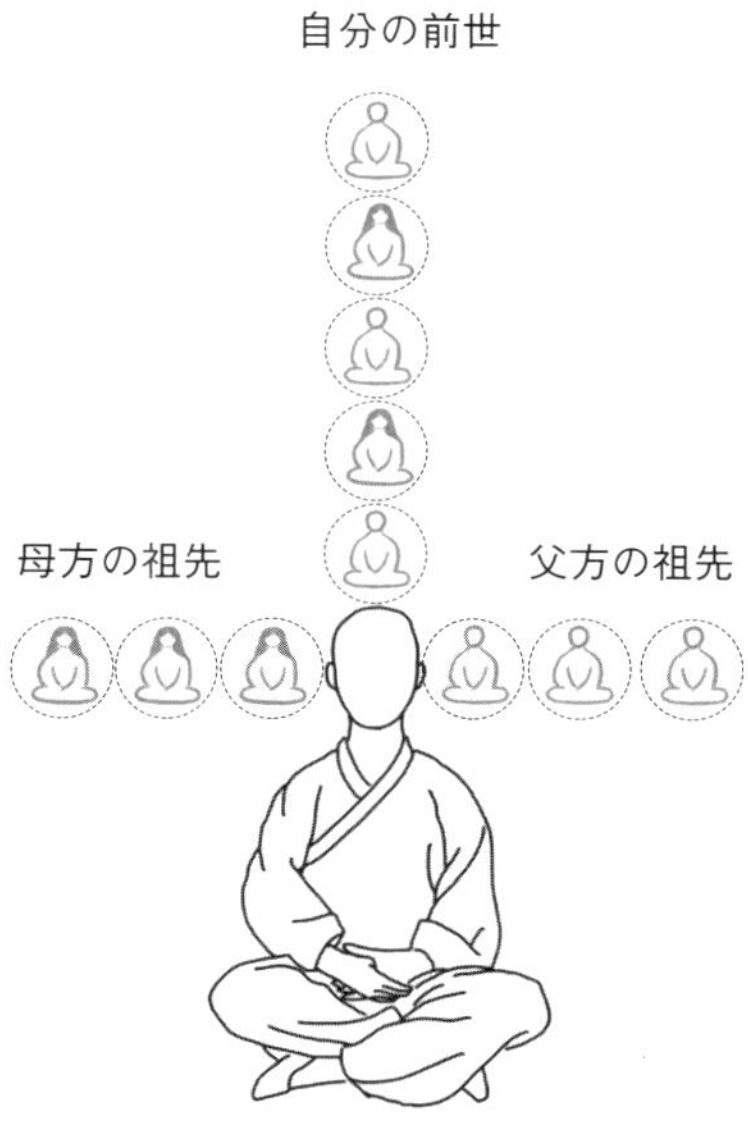

（男性の場合）

気功秘話　人相・骨相

望気術（オーラ診断）の知識の一つに人相《にんそう》と骨相《こつそう》があります。

私は人相を信じています。成功している方で人相が悪い方はいません。

また人には骨相があります。骨相の奥から出てくるのがオーラです。オーラは筋肉、筋の話ではなくて、骨の奥から出てきているものです。人間、家族、先祖そういう関係、そういうものは骨相です。静かな光が出るオーラです。

中国古代の名言に〝頭上三尺有神霊〟があります。もっと功徳が高くなると〝功柱《こうちゅう》〟になります。高僧様は頭の上一メートルぐらい。すごく修行を積んだ高僧様だと五〜十メートルになります。以前ダライ・ラマ法王の頭の上に、功柱が何十メートルも空までつながっている写真を見たことがあります。彼は本物です。頭の上、空の上までつながっていました。功徳がいっぱい溜まっているから功柱がつながっていくのです。世界には大物の方がいらっしゃるのです。

気功秘話　老人母当初未生前

これも張三豊の話です。多くの方は、自分の祖先、そして、自分のことを産んでくれたお母さんに対し、感謝の気持ちを持っていると思います。そして、もしお母さんが生まれていなかったら、自分はこの世に存在していないと考えていますよね。でも道家は、お母さんが生まれていなくても、私たちは存在すると考えます。

これを想像することは、相当難しいと思います。唯物論の考え方では、モノからモノですが、道家の考え方は、例えば、今、目の前にいる鳥は、何千年前の鳥と関係があると考えます。相当難しいですよね。想像できないですよね。でも、こういう想像ができないと、このような想像レベルのエネルギーをもらうことが難しくなります。

お母さんが未だ生まれていなかった時を想像する。人間の命は何億、何千万年とつながって今に至るという意識を持つ。命が永遠ということは、命は何世代にもわたってつながっているし、将来も何世代にもわたってつながっている。そういう意識を持つことが大切です。

これも道家の魅力的な命の関係の考え方です。〝過去〟〝未来〟が無いこと、これは、道家の〝現実的〟な考え方、良いところですね。

一文字診断

一文字診断は書道気功の一つの技です。

一文字診断では、自発動の状態で、百文字ぐらいの中から、今のその方に必要な文字を選んで差し上げます。その方の気の状態、オーラを見て、どういう文字が良いかを選びます。

文字には一つ一つ意味があり、パワーがあります。私は、そういうパワーのある文字を百文字ぐらい集めて、紙に書いて持っています。

診断の時は、相手に前に座ってもらい、相手を見て、文字が書かれている紙を自発動の状態でぼーっと見て、その方に一番近い関係の文字を選びます。

選ぶ文字は、今より上の意味の文字です。例えば、健康状態が良くなる、運が良くなるなどです。また、その方が足りない、その方に必要な意味の文字を差し上げる場合もあります。例えば、ちょっと固まっていて、呼吸が苦しい方には〝流（流《なが》す）〟という文字を差し上げます。一人一人、差し上げる文字は違います。

気功導引術

導引術《どういんじゅつ》は気功の中でもとても大きな技の一つです。歴史的にも古く、今から二千年前の中国の馬王堆《まおうたい》のお墓で、導引術の絵が発見されています。その当時の導引術は、大体は動作ですね。動作によって身体の経絡を開く、というのがその当時の考え方です。今から見ると体操っぽいものです。

気功導引術は、先生と生徒の二人の関係です。先生と生徒の気と気のつながった状態で行います。先生の気で生徒を引っ張ります。生徒が動きます。左に行く、右に行く、後ろに行く、前に行く。

生徒が先に朦朧とした状態になることが大切です。ただ朦朧とした状態になるだけでしたら、教室でも上手な方、敏感な方がいます。気功導引術では、それに加えて先生の気を感じることができないといけません。身体で何となく先生の気を感じることが必要です。この時、耳で〝聞く〟のではなく、身体で〝きく〟ことが大切です。そして身体で先生の気を〝きき〟ながら、それに任せます。

物理学的なイメージで説明をすると、先生と生徒は二つの磁石のような関係です。先生の磁石は強く、生徒の磁石は弱いとは言えないけど、気を感じる力は、先生よりはやや鈍感です。

先生が生徒に気功導引術を行う際、まず最初に自分の気を出さないといけません。自分の気を出して、生徒の気を引っ張ります。引っ張る、引っ張る、引っ張る。その時、生徒に動きが出てきます。生徒に動きが出てきたら、左に引いてみるかな、右に引いてみるかな、と生徒を動かします。無理やり動かすわけではありません。生徒の気を感じながら、どうかな、どうかな、という感じで動かすのです。たまに先生の意思で、生徒を自由自在に倒す、右に行かせる、ということもありますが、本当はそういう世界ではありません。生徒がちょっと右の方に行くかな、という時は右に行かせてあげます。そういう時、先生と生徒は気の一体感に包まれています。たとえて言えば、生徒はお母さんのお乳を飲んでいる頃の赤ちゃんで、先生はお母さんです。赤ちゃんはお母さんがちょっとでも離れていたら、お母さんにくっついていきます。もちろん匂いもありますが、気の感じです。お母さんの気を赤ちゃんはすごくわかっているのです。赤ちゃんがお母さんにくっついていく関係、これが気功導引術における先生と生徒の気の関係です。

気功導引術をされた生徒は、気の流れが良くなります。それは背骨の循環が良くなるからです。背骨全体が統一され元気になります。気功導引術で、先生の気によって最初の気の道がつくられたら、その後、生徒は気の道に入りやすくなります。

気功導引術の効果

気功の先生でも、気功導引術ができる、できないで大きくレベルが違います。気功導引術は相当レベルが高いものです。現在、本物の気功導引術ができる方は少ないです。まず先生の気がなければできません。次に先生の気のレベルが高くなければできません。そして先生が気を自由自在に動かすことができなければできません。

気功導引術を行うには、例えば、健康な状態を百点とすると、百五十点のパワーが必要です。百五十点のパワーがなくて、ただ健康なだけの方だったら気功導引術はできません。気功導引術は、外気、自分の外気と他人の外気を使うものだからです。ある面、気功の外気治療と似ています。気功の外気治療でも、患者さんの治療をする時、先生の外気を出します。この時も、先生のパワーは百点では足りません。百二十点、百五十点のパワーがあるから外気治療の技ができるのです。普通の方より、もっと訓練して、特訓の時間をかけて、やっとできるものなのです。

気功導引術を周りで見ている人は、これはある種の暗示ではないかな、と思うかもしれません。しかし本物の気功導引術と暗示は違います。

私は教室でもたくさん気功導引術を行いました。本物の気功導引術をされた方は頭のてっぺんが熱くなります。汗をかくぐらい、ものすごく熱くなります。どうしてそういう現象が起こるかというと、気功導引術をすると天門からエネルギーが出るからです。人間は赤ちゃんの時、天門が開いています。でも大きくなると天門が閉じてしまいます。気功導引術をすれば天門が開き、そこからエネルギーが出るのです。そして天門から出たエネルギーと宇宙エネルギーとがつながっていきます。

そういう気功導引術をされている間、生徒は最高に気持ちの良い状態です。自分が胎児に戻った感じです。周りを無視して、自分の内面のエネルギーだけ、そういう状態になった感じです。

多くの方は周りを見て、周りの真似をして生きています。正しいか正しくないかの判断も、全て周りを見てから行っているのです。自分の内面のエネルギーで生きている方は少ないのです。気功導引術を行うと、自分の内面のエネルギー、内面の感覚による行動が出てきます。エネルギーが赤ちゃんに戻っていって、後は身体、感覚が変わってきて、すごく楽になります。健康面でも、気功導引術を行ってもらったらすごくよいですね。

灌頂

灌頂《かんじょう》は気功の技の一つです。チベット密教など、色々な流派があります。頭のてっぺんから強い気を入れて、頭から足裏まで磁化する感じです。宇宙とつながる感じです。気の感覚が変わってきます。

私が行っている灌頂は、密教のやり方です。ちょうど孫悟空が頭につけている輪（緊箍児《きんこじ》）のように、両手で輪を作り、生徒の頭を挟んでちょっと強い意識で、頭のてっぺんの蓋《ふた》をポンと開けて差し上げます。その瞬間、生徒は、頭のてっぺんが抜けたような感じがするといいます。この頭のてっぺんが抜けた感じ、というのが灌頂です。頭のてっぺんが抜ける時、生徒のエネルギーと先生のエネルギーが一緒になって空に抜けるのです。頭のてっぺんが抜ければ、蓋が開けばエネルギーが入ってきます。

中国の昔のお寺の灌頂のやり方は、頭皮にお線香で火傷の穴を作るやり方でした。入門する時、そして何年か修行した後に穴を作ります。僧侶から高僧様までの修了証みたいなものです。穴を作る時は熱いです。でもその瞬間、意識と宇宙がつながるということを感じているのです。

キリスト教でも同じようなことがあります。洗礼の時、牧師さん、神父さんが枝に水をつけて、頭の上をさっ、さっ、とするではありませんか。アシジの聖フランシスコも頭髪を剃《そ》っていますね。そういうことは、灌頂とつながっている部分があると思います。

気功秘話　偏差（副作用）について

気功に偏差（副作用）があるのか、という問いに対しては、偏差はあります。では大丈夫か、と問われれば、大丈夫ということです。

偏差の原因は何なのでしょうか。

主な原因は、意識の問題、動作のやりすぎです。真面目すぎる、緊張しすぎるのです。例えば、気功を始めて最初の三年間とかは初級の段階です。でも自分では初級ではないと思っていて、幽体離脱をしたいとか、霊的な能力が欲しいとか、遠隔治療を行いたいとか、昔亡くなった人と話したいとか、望む方がいます。そういう自分が欲しい能力に対する意識が強すぎると、身体がついていかないのです。

気功で色々な能力を得ることはできますが、それはそういう段階に入ってからの話です。早すぎると、まだ身体がついてきていませんから、偏差が出てくるのです。

偏差には、ちょっとフラフラするとか、震えが止まらないとか、自発動が止まらないとか、突然目が見えなくなるとか、様々な症状があります。そういう症状は心理学的な視点からみると、ヒステリーの症状と似ています。食事の時も寝る時も自発動が止まらないと、食べることも眠ることも大変です。自分が緊張すれば、更に偏差が激しくなります。

しかし偏差が出ても、先生が上手だったらすぐに治ります。ヒステリーの治療も、気功の偏差の治療も、基本的には一緒です。頭頂の百会、両手の内関《ないかん》、合谷《ごうこく》、労宮、足の三里、湧泉など、患者さんのツボを指でやや強く刺激します。一般的に心臓から離れているところを刺激します。刺激すると、イタタ、イタタと刺激の方に意識が移り、発作への執着が薄くなってきます。その時、先生は患者さんに、「大丈夫よ、痛いでしょう。感じているでしょう、痛いという感覚があるのであれば、もう大丈夫よ」と言葉を一緒にかけてあげるのです。こういうことは、暗示の部分もあるかもしれませんが、発作による偏差はよくなります。

基本的に、気功はゆっくりゆっくり行っていきます。突然、深い道に入る、熱心にやりすぎると、そういう偏差が起きます。

気功秘話　自己流について

自己流は一番偏差が起きやすいです。

気功を修行して、少しわかってくると、自分なりの流派をつくりたくなるのですね。そういう人は、一、二、三、四、五までの道はわかっていても、百までの道はわかっていません。伝統気功の良さは、歴史を積み重ねてきた道がわかることです。今まで積み重ねてきた二百までの道までもわかるし、五百、千までの道もわかります。

気功を教えるということは、簡単なことではありません。ちょっと知識ができて、三十、五十ぐらいわかったから教えたい、という人はだいたい自己流になります。そういう場合、生徒に偏差が出てきがちです。なぜなら、自己流はあなたに合っている方法だからです。ただあなたには合っているけど、Aさんに合っているかはわかりません。あなたはお酒が好きで肝臓が疲れていたから、その気功法が合っていたのかもしれません。でもAさんは心臓が弱いとか首が弱いなど、あなたとは全く違う症状の方なのです。

最初は自己流はやめた方がよいです。五年、十年、伝統気功をやって、身体の奥まで原理的なことがわかってきた段階で、自分でいくつかやってみて問題ない、というのであれば、その時からの話です。

私は伝統気功だけを教えていません。自己流は全くありません。私は昔の流派を尊敬していますし、昔の流派の勉強もしています。約三千種類の流派ということは、私からみると約三千種類の自己流があるということです。ただ、約三千種類あったとしても、最初から自己流ではないですよ。最初は他人の流派です。他人の流派を百パーセント、二百パーセントできるようになったら、その後、自己流もつくることができます。初級の段階、中級の段階は、自己流をつくる段階ではありません。

〝気〟に関する三十二の言葉

〝気〟に関する三十二の言葉があります。最後に、皆さんに差し上げたいと思います。

1　**服気**

薬を飲むように気を飲むこと。

鶴気功では鶴が水を飲む動作を真似して、水の代わりに気を飲んでいます。喉のところで、意識で本当に気を飲みます。そして飲み込んだ気を、意識でお腹まで入れます。

2　**食気**

気を食べること。

口を大きく開けて、意識で太陽、光を食べてお腹まで入れます。

3　**進気**

気が入ってくること。

お金が入ってくるイメージと似ています。特に、外気が身体の真ん中まで入ってくる、侵入してくるイメージです。

4　**淘気**

身体の中から外に邪気を出すこと。

〝淘〟はポケットの中に手を入れて探るイメージです。そういうイメージで、先生が患者さんの身体の中の邪気を探って、身体の中から外に邪気を払い出します。お掃除のイメージがあります。

5　**調気**

気を調整すること。

〝調〟は調整するという意味です。例えば鍼治療の時、両足の強さ、温かさが違う場合は、少し調整します。温度が下がっているところは、ちょっと温度を上げてあげる。熱すぎるところは、ちょっと熱を外に出してあげます。

6　**咽気**

気を咽《の》み込むこと。

気をただ、するすると飲む、というより、もうちょっと喉のところに力を入れて、気を咽み込むイメージです。

7 **行気**

身体の中に良い気の循環をつくること。

患者さんの身体の中を、やや速く、かつ、良い循環にしてあげることです。自分の身体の中の循環の時にも使うし、他人の身体の中の循環の時にも使います。

8 **練気**

粘土を練るように気をつくること。

〝練〟とは気を伸ばす、小さくするなど、気を練りながら気をつくるということです。綿菓子とか、雲のようなものとか、そういう気を自分の手に取って、伸ばしたり小さくしたりして、自分で気をつくることをいいます。

香り気功「初級編」の最初の動作にもあります。

9 **委気**

気を入れるように、お願いすること。

委任状という言葉があるように、〝委〟はお願いするという意味です。

10 悶気

身体の内面の圧力を高くすること。

〝悶〟という文字は門の中に心があります。つまり蒸し暑い、呼吸ができないということです。

瓢箪気功にも悶気があります。胸で呼吸して、圧力を高くして、三十～五十秒かけてゆっくりとお腹に気を入れていく呼吸法です。

〝悶〟には、ちょっと苦しみがありますが、でもすごく圧力を高くする方法の一つです。

悶気は自分が練習する時のやり方です。

11 布気

場所をつくること。

〝布〟は場所をつくる、置き場所という意味です。

気を教室の中に全体的に入れることも〝布気〟です。

自発動の時、教室の中に先生の気を入れないと生徒は自発動ができないのです。

12

補気

気を補うこと。

虚の方、気が足りない方がいます。陰とか陽とか関係なく、ただ生きている、というだけの方がいます。そういう方は気を補うことが必要です。気をもらうと、その方の存在感が出てきます。

13

瀉気

邪気などを捨てること。

〃瀉〃は瀉法の瀉です。気は全てが良いものではなく、悪い気もあります。また陰が強すぎる、陽が強すぎることもあります。

例えば、陰が強すぎる場合は、身体の外に陰が出ていかないとだめですね。

心臓病とか、糖尿病などは、陽の気が上に上がっている、強すぎる状態です。

鍼《はり》をやっている先生は、瀉法、補法のことがよくわかります。鍼もやり方によって、〃瀉〃にも〃補〃にもなります。

14 外気、内気

身体の中には、〝外気〟と〝内気〟があります。

ビールを飲む時、すぐ気分がよくなって、回りがよくなるのは外気の働きです。

内気とはまだつながっていません。

気功の練習の場合は、外気から内気まで。内気から丹田まで。そして丹をつくります。

ただし、丹をつくったら、それで終わりではありません。丹を温めること、いつも温めて、丹を保つことが大切です。それを〝温養《おんよう》〟といいます。でも丹は熱すぎるとだめです。熱すぎると焼けてくるのです。

15 憤気

身体の中の気を、突然スピードを早くして、ぱんぱんぱんぱん、とやること。

硬気功、カンフーに〝憤気〟が多いですね。身体の循環が良くない方は、時々〝憤気〟が必要です。

16 御気

気を乗せるということ。

自分の気を乗せて他人にあげる、他人の気を乗せて他の場所に連れて行ってあげるなど、導引のような場合もあります。

すごく自信がない方、明日、明後日にも亡くなりそうな健康状態の方にも効果があります。例えば、そういう方の気を乗せて、ハワイに行こうかとか、カリフォルニアに行こうかとか、暖かな天気、太陽も出てきて、広い緑の芝生のところに、いろいろ遊んでいる、子供たちも遊んでいる、そういうところに、意識で一緒に行くということです。

気の世界で相当のレベルに入ると、一緒に気のレベルで付き合うことができるようになります。その時、〝御気〟ということが必要です。

17 用気

気を使うということ。

〝用〟は中国語で使うということです。

18 修気

気を修練すること。

19

養気

優しく、気を養うこと。

丹田を温養することです。いつも丹田に意識を集めていると、気の核のエネルギーを受け入れる習慣が出てきます。気を受け入れると熱くなります。熱くなるということは温度です。

最初、気を入れても温度は感じませんが、気を入れる、入れる、入れると意識でつくっていくと、気を受け入れることがわかってきます。養気もわかってきます。怒らないで。心配しないで。正常な状態にして、気を養成することです。

今、気功の養成講座を行っていますが、何を養成しているのでしょうか。

〝養〟と〝成〟は違うのです。〝成〟は生きること。〝養〟は温養するの〝養〟なのです。

20

護気

衛気《えき》を強くすること。その方法のこと。

〝護〟は、保護の〝護〟です。カンフーの世界では、外気、衛気があります。

衛気は、周りの外気より力のある気です。衛気を強くする方法は護気です。
十五、六歳に近づく頃、人間ではないような力、虎、ライオンのような力が出てきます。女性も出てきます。そういう年齢は、健康という面でいうと、衛気が強いのです。衛気が強いということは、健康だということです。

衛気を強くするためには護気が大切です。全て出ていくのではないし、全て入るのではない。相当なレベルが入ると、自分はずーっとそのままの状態で自分を守り続けます。

自分の周りの衛気を守る。生命体を守る。自分の周りの衛気か、外気か、カルマか、そういうバリアか、丹田のところ、ずーっと何かつながっている、つながっている。消耗しません。無理やり入れるということではない。ずーっとつながっています。それは気功の最後の最高の状態です。

21

守気

自分の気を守るということ。さっきの護気と似ているところがありますが、自分の身体の中のエネルギーを、自分の生命力を消耗しないことです。変に欲張らない。

陰ではないし、陽でもない状態。陰陽の中庸《ちゅうよう》の状態。〃陰平陽和〃の状態。

陰は〃平〃が必要。まぁまぁ水平な感じ。陽は〃和〃が必要。

ただ、強そうとか、そういうことではだめですね。

22 和気

陰と陽を混ぜ合わせること。

〝和気〟は最高です。

陰陽バランスが、本当に五分五分だったら一番よいです。でも一番難しいです。

今日、私は興奮しすぎてしまった、とか、自信をなくしてしまうとか、気分がよくないとか。

だから気功でも仏教でも合掌が大切です。

両手を合わせて、陰陽を合わせて、第三の物質が出る。第三の物質はゼロではない。普通の物理学で考えると、陰と陽が合わさるとゼロになりますが、気功では違います。

ゼロパワー、念力です。念力とは意識で力をつくることができることです。

23 凝気

気をつくること。

例えば、麺は小麦粉と水を混ぜ合わせて作ります。この小麦粉と水の関係です。

どんどんこねると小さくなります。小さくなるということは美味《おい》しくなるということです。こねる、つまり、やることが大切です。麺は固すぎてもだめだし、柔らかすぎてもだめだし、ちょうどぐらいで食べると美味しいですよね。気も同じです。

24

引気

気を誘導すること。

気功治療とか気功カウンセラーとか、ほとんどの場合、他人との関係です。相手の気をみて、硬そうとか強そうとか。そういう方の気を導引することです。相手の手か足の経絡を、指でさーさーさーと軽く導引みたいなことをすることもあります。

25

候気

ある気功の型をして、待つこと。

ある気功の型をしながら、ちょっと待って、もうちょっと待って、と待っていると「あー、きたきた」と、わかります。

待つと気がくるのです。待たないとだめです。

変わってくる感じがわかります。ちょっと期待するような意味もあります。

26

導気

詰まっているところに、気を通じさせること。

自分の場合も、他人の場合もあります。

ちょっと腎経が弱いとか、肝経が弱いとか、ちょっと詰まっているところに気を通じさせます。

27

合気

陰陽の気を集めて、密度を高めて入れること。

〝合〟は、力を入れて、気を入れる。〝合〟は合力の力があります。

28

接気

気と気がつながるということ。

接待。私の気も来て、あなたの気と、気と気がつながって、ここに来ていいよ、向こうに行ってもいいよ、ということです。

〝遺気接気〟とも言います。

29

採気

消耗したエネルギーを意識で持ち帰ってくること。

蜂が花の蜜を吸って巣に戻り蜜を蓄えるという、一連の動きからきています。瞑想して、海や山、あるいはハワイなど良いところに行って、意識でエネルギーを持ち帰ってくるのです。

若い男の気が欲しい、若い女の気が欲しい、子供たちのエネルギーが欲しい時は、人の多い賑やかなところで、そういうエネルギーを持ってくる、採気をすることができます。

ただ人間のエネルギーだけだったらだめです。自然のエネルギーも取り入れないとだめです。

歳を取ると、エネルギーが少なくなってくるのです。だから命と命、生命体と生命体の関係から、エネルギーを採ってくることが大切なのです。

採気は大切です。採気をしないと、人間は固まってきます。臭くなってきます。

30

迎気

気を迎え入れること。

外に出て、芝生、海の近く、公園などに行くと良い気が入ってきます。

良いところで気を感じること自体、意味があります。

31

運気

気を運搬すること。

〃運〃は運動の〃運〃です。他人に対しての場合も、自分に対しての場合も、両方使います。ただ、他人に対して使う場合の方が多いです。

身体の中に気が詰まっていて、気の流れがあまり良くない時、腹式呼吸をして、外気、内気を一体にすること。激しい動功をして、上から下、下から上に大きく気を運搬すること。それが運気です。

32

息気

ゆっくりと呼吸している状態のこと。

激しくない呼吸、興奮状態ではない呼吸。でも、身体が弱った時の弱々しい呼吸でもない呼吸をしている状態のことです。

第七章

気功に関する質疑応答

問1　気功の知識が全くありませんが、気功をすることは可能ですか。

答　気功をすることは可能です。

気功をすることは可能ですが、問題はどこまで、ということです。気を感じて、元気になって、ということであれば可能です。一方、気功師になるとか、霊的なパワーが欲しいとか、遠隔治療をしたいとか、そういうのはちょっと違います。気功をすることと、気功師になる、気功の特別のパワーを持つようになる、ということは別です。

また、根性が良いか悪いか、ということもあります。[注1] でも根性が悪くても、ずっと悪いとはいえないのです。とても良い根性だと、最初は入りやすいけど、真面目に修行を続けなかったら、そういう道は離れていきます。いくら根性が良くても、良くなれないことがあるのです。

また、敏感が良い、鈍感が悪いということもないです。敏感な方は、最初は敏感だけど、だんだん鈍感になることがあります。鈍感な方でもどんどん修行していって敏感になる方もいます。どちらが良い、どちらが悪いとはいえないです。

注1　ここでは根性を仏教用語の意味で使っています。
根性とは、仏の教えを受け入れることができる生まれつき持っている素養、能力のこと。

問2　色々な気功の先生について学んでも大丈夫ですか？

答　色々な先生について学んでも構いません。

中国には約三千種類の気功の流派があります。もし一人の先生しかだめ、ということだったら、そんなにも多くの流派が存在していないですよね。A先生とB先生では気の取り方、修行の仕方が違います。

でも、最初は一つの流派で勉強することが大切です。勉強して気のことがわかってくれば、いろいろな流派のことがわかるようになります。

カンフーのチャンピオンでも、大体一つの流派だけという方はいません。基本的には一つの流派ですが、その流派であっても他の流派の練習をします。他の流派も練習しないとカンフーとかは上手くならないのです。

書道も同じです。基本的な基礎は必要です。でも一つの流派が上手くなったら、他の流派の修行も行うのです。他の流派も練習しないとレベルアップをすることは難しいのです。日本語でいう〝壁を破る〟です。

問3　気功で難病が治りますか？

答

治るか治らないかは、はっきりとは言えません。なぜなら患者さんの状態、先生のパワーによって結果が違うからです。


まず診断が百パーセント正しいか、正しくないかという問題があります。

次に自分で治すことができるのか、あるいは気功の先生に治してもらうのかという手段の問題があります。そして気功の先生に治してもらうとして、本当に治療をする能力を持っている先生がいるのか、いないのかという問題があります。

ただ、事例として半身不随の方が治ったというものはあります。そういう能力を持っている先生もそれほど多くはありませんがいます。でもそういう本物の先生でも、一日に何十人も治療をするのか、一日十人だけするのか、たまに治療をするだけなのかで違ってきます。先生にパワーがあり、たまに治療をするだけの方だったら、ものすごく効果が出ることがあります。

また、先生に治してもらうのと、自分で気功をして自分で治療をするのとでは違います。自分で気功をして身体の調子が良くなった、持病が治ったという方はたくさんいます。気功の世界は、やれば身体が良くなります。難病があってもどんどん良くなります。

でも、気功は基本的には予防医学です。

問4　遠隔治療はできますか？

答　遠隔治療は可能です。

遠隔治療とは、良い気、意識のことです。気功は動作と呼吸と意識を一緒に行います。つまり意識も重要な要素です。站桩功、静功（瞑想法）を相当長い時間やっている方は念力、定力を持っていますので、意識すると相当の気が動きます。

例えば、アメリカの方と約束して、夜の八時から九時の間に向こうの方は静かに座って待っている、日本の先生が気を送り治療をしてあげる、ということは可能です。でも、先生が本物かどうかが問題です。あと遠隔治療を一度に何十人も行う、ということは、私は信じてはいるけど、ちょっと疑問はありますね。

問5　気功には相性がありますか。

答　気功には相性があります。

気功の先生にも仏教の流派、武術の流派、道家の流派など、たくさんの流派の方々がいます。それぞれの流派でみんな違います。仏教気功でしたら意識はほとんど重視しません。一方道家の気功は意識を重視します。もし自分が仏教気功だったら、仏教気功を教えている先生がよいと思います。ただ先生を選ぶ際は、自分が好きな先生を選ぶのがよいです。会うと元気になるとか、自分の内面が楽しくなるという先生は、あなたにとって良い先生です。最初はわからないかもしれませんが、やってみて、あっ、この先生は合わないなと思ったら、やめた方がよいと思います。十人の先生がいたら、十人の相性があります。無理はしない方がよいです。

問6　お酒、タバコ、男女関係はやめた方がよいのですか。

答　初心者においては、この三つはおすすめしません。しばらくはやめた方がよいです。

期間としては三ヶ月、百日ぐらいです。どうしてかというと、これら三つは人間にとってとても楽しいことです。命の快感になりやすいです。気功をする、ということは、命の快感が変わらないといけないのです。気功をすると楽しくなる。酒、タバコ、男女関係が必要ない、とならないといけません。いつもやっているこの三つをやめないと、気功の快感がなかなかわからないのです。だから初心者は、これら三つは最初はやめた方がよいですね。中国ではこの三つを三禁といいます。これら三禁は、三ヶ月以降だったらしても構いません。

ただ気功の観点からみると、これら三つのことは悪いことではないです。つまりやり方です。例えば、お酒でいうと、陰のお酒、陽のお酒があります。陽の足りない人は、陽のお酒を飲んだ方がよいし、陰の足りない方は、陰のお酒を飲んだ方がよいです。紹興酒とか、日本酒を熱燗にして飲むとか、テキーラ、白酒、ズブロッカなどアルコール度数の高いお酒は全て陽のお酒です。赤ワインも焼酎も陽のお酒です。特に焼酎のお湯割とかは陽です。陰のお酒は、白ワイン、ウイスキー、あんず酒などです。ビールはやや真ん中です。

アルコール自体身体を熱くするので、一般的にお酒は陽のお酒が多いですね。陽のお酒を飲むと、体を膨らませる感じがあります。

気功文化は〝禁欲〟ではなく〝節欲〟です。

問7　気功は一人でした方がよいのか、皆と一緒にした方がよいのか、どちらですか。

答　一概にどちらがよいとは言えません。

教室で皆と一緒にするのは楽しいですよね。いろいろな方がいて、音楽もかかってい て、そういう雰囲気がよいなという方もいますね。一方で、一人で静かに音楽もなく、内面のことがゆっくりわかるように、気の世界に入ることがよいという方もいますね。どちらがよいとは言えません。

ただ初心者が一人ですることはおすすめしません。

人間の行動において〝真似をする〟ということはとても大切なことです。太極拳がわからない人は、まずは太極拳のグループに入り、周りの真似をしながら、徐々にあぁこれが太極拳かとわかっていきますよね。そして皆と一緒に学ぶことによって太極拳の雰囲気が出てきます。気功も同じです。

初心者は皆と一緒にした方がよいです。皆と一緒に呼吸法をゆっくり、のんびりすると、気功はそういうものか、とわかってきます。また気と気の関係があります。気が出ていない人はいません。皆、隣の方と、外気と外気の交流をしているのです。例えば、血圧の高い方と低い方が一緒にいると、ちょうどバランスが取れるようになります。また女性と男性が一緒にいると、陰陽効果が出てきます。それはよいことです。

一人だと静かですが、エネルギーに関してはある面寂しいです。従って初心者は、一人ですることはおすすめしません。ただ上手になってきたら一人でした方が、もう少し深い道に入ることができるかもしれませんね。

問8　自発動功を教室でやってみて少しわかってきたので、自宅で一人で自発動功をしてもよいですか。

答　初心者が一人で自発動功をすることはおすすめしません。

自発動功など〝動功〟は、身体は動きますが、内面は動きません。一方〝静功〟は、身体は動きませんが、内面が動くのです。気功の修行には、動功、静功、両方とも必要です。

自発動功は身体は動いていますが、第三の目は動きません。そこが大切なところです。第三の目に意念するのです。そういう動かない第三の目にパワーを集めるのが自発動功です。特に初心者の方はそこまでの意念がわかっていないので、一人ですることはおすすめしません。個人の性格、個人差によって、どんどん気功の世界に入っていき、現実の世界に戻りたくなくなる方がいるのです。もちろん、そういうことは偏差です。でも自発動功を一人でやると、偏差になる人が多くいるのです。

教室に何回か来て、いろいろ動くこと、静かに動くこともやって、収功もできるようになれば一人でやっても大丈夫です。

問9　気功法は立って動作をするものが多くありますが、寝たままでもできますか。

答　できます。座ったままの気功法もベッドに寝たままの気功法もあります。

寝ながら気功のビデオを見ていて、どんどん元気になられた方もいらっしゃいます。また下半身不随の方がビデオを見ながら気功をやり続けた結果、どんどん足の調子が良くなったという事例も見ました。足が動かなくても、意識、呼吸はできます。ただ動作ができないだけです。だから下半身は運動できないけれど、ビデオを見ながら、意識して、呼吸してをずっと続けていると、全体的に気の流れがよくなって、下半身がよくなったのです。こういう奇跡もあります。

問10　気功をするのに良い時間はありますか。

答　朝の三時～昼の十二時までが良い時間です。また深夜二十三時～一時も良い時間です。

身体の中の、気、穴、経絡の流れと時間は関係があります。会陰が開く時間は、深夜二十三時から一時です。〝子《ね》、丑《うし》、寅《とら》、……〟の〝子時《ねどき》〟です。〝子時〟は地球が夜から昼へと入れ替わる、日付が変わる時間です。

地球のエネルギーは深夜二十三時から変わります。そして身体の経絡時計の始まりは会陰からです。会陰は丹田の口で大切な部分です。

この深夜二十三時から一時はとても重要な時間帯です。深夜二十三時はオリンピックでいう点火の時です。人間も深夜二十三時に点火されます。点火される部分は会陰です。この点火の、会陰が温かい時、温かい感覚がわかりやすいです。

朝は〝生《せい》〟、生きている時間なので、気功を行うには良い時間帯なのです。

厳しい気功理論によると、昼の十二時以降は死んでいる時間です。現代だと電磁波とか交通量も激しくなって、どんどん大気も汚染されていく時間です。ただ、死の時間というものに怖いイメージを持たないでください。少し厳しい修行の話です。一般的には午後は何か汚いものが出てくるという話です。

昔の修行者は、朝三時から行っていました。次の時間は五時から、次は七時から、次は九時からです。一般的に十時以降はあまりやらないですね。

本当に毎日一時間とか二時間とか行うのであれば、これらの時間はおすすめです。でも毎日ではなく、たまに行うだけであれば、良い時間を探す必要を私は感じません。初心者の方も最初は厳しく時間のことを考えなくてもよいです。どんどん身体の感じが出てきた段階で時間のことを考え始めればよいです。

（参考）十二経絡のサイクル

十二の経絡は、それぞれつながっていて、それぞれの経絡の働きが自然のサイクルに従って、活発になる時間帯がある。各経絡とつながる臓器、経絡上のツボはその経絡の働きが活発になる時間に治療するのが一番効果的。

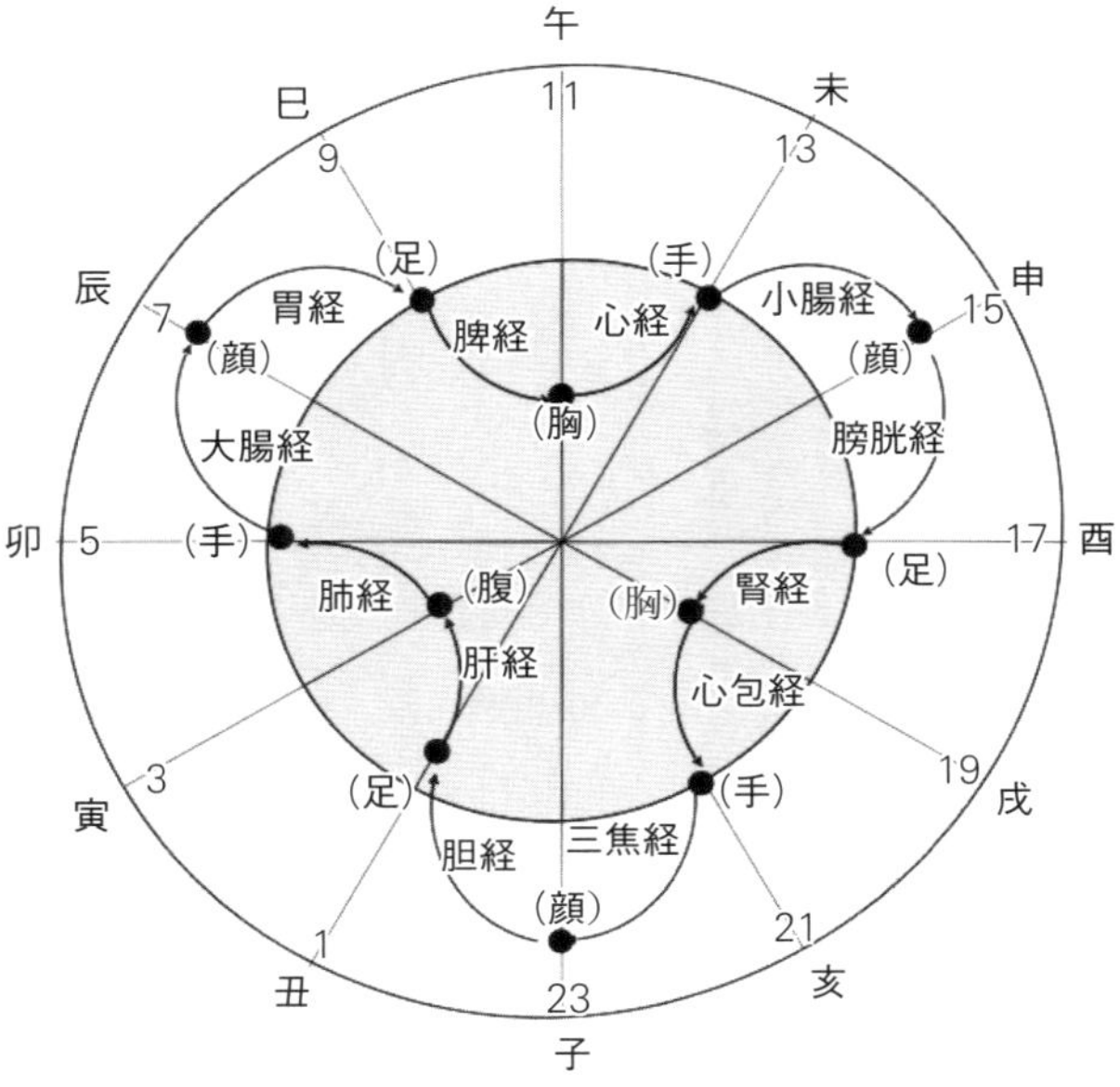

問11　気功を行う際、適した方角などはありますか。

答　一般的な方角は南向きです。その際、背中が北向きです。

やや専門的な知識をお伝えしますと、朝から正午十二時までは東北向き、それ以降、夜は西南向きです。これは中国天文学の知識です。地球の中を流れるエネルギーの知識です。そのエネルギーの流れに合わせると、身体の中にもエネルギーが流れやすくなるのです。


また、陰陽五行、五臓六腑の知識もあります。

血管、心臓が弱い方は、南向きです。

肺、気管支が弱い方は、西向きです。

肝臓、胆嚢が弱い方は、東向きです。

腎臓、膀胱系が弱い方は、北向きです。

胃腸の弱い方は真ん中です。でも真ん中は難しいですよね。真ん中とは、部屋の真ん中、部屋の隅ではなく、部屋の真ん中がよいです。

問12　雨の日、雪の日、雷の日にも気功をした方がよいですか。

答　初心者が雨の日、雪の日、雷の日に内面の気の練習をすることには、少し心配があります。天気が良い日にする方がよいです。

雷の日は電磁波がありますから、すごく深い瞑想法とか、站桩功をすると身体がびっくりしますのであまりおすすめしません。

ただし気功のレベルが高くなってくると、雨とか、雪とか、雷とかはあまり関係はありません。気功のレベルの高い方は〝地球文化〟の関係だけではなく、〝太陽系文化〟〝銀河系文化〟とつながります。宗教の話をすると、地球は〝阿羅漢《あらかん》〟、太陽系は〝太陽系菩薩〟、銀河系は〝大日如来《だいにちにょらい》〟です。距離によって物理的原理も違ってくると思います。

問13　電車の中でも気功の練習ができますか？

答　人の多いところと、人が少ないところでは練習の目的が違います。

〝気〟〝エネルギー〟の練習は、人が多いところではだめです。逆に〝芯〟〝意識〟をしっかりする練習は、人が多いところでした方がよいです。
ただ、満員電車は、他の人の邪気とか病気とか、悪い意識が混じっているので、ぼーっとすることはおすすめしません。意識をしっかりして、本を読んだりすることをおすすめします。

問14　気功に適した良い場所、適していない悪い場所はありますか。

答　良い場所はたくさんあります。芝生、海の近く、公園など広くてきれいな場所はだいたい良い場所です。

一般的には火葬場とか墓場とかは怖い、悪い場所というイメージがあるかもしれませんが、気功には良い場所です。気功のレベルが高い方は、墓場で修行することも必要です。なぜなら墓場は陰のパワーが強いからです。陰と陽のどちらが良く、どちらが悪いとは言えません。
ただ、ガン病棟、精神科病棟などはパワーが強すぎます。また高いタワー。電波塔などはおすすめしません。高層マンションに住むこともおすすめしません。そういうところはプラスの電磁場が強すぎるのです。人間というものは、マイナスの電磁場があった方がよいのです。

問15　気功の前後、どのくらいで食事をとればよいですか。

答　気功をする二十～三十分前までに食事を済ませた方がよいです。

終わった後も二十～三十分待った後に食事をした方がよいです。なぜなら腹式呼吸、横隔膜の運動、胃袋と関係があるからです。

問16　気功をやる前にトイレを済ませた方がよいですか。

答　気功をやる前に小の方は済ませた方がよいです。

ちなみに、おしっこをする時は、頭の上に緑色のオーラを意識してした方がよいです。冬、おしっこすると寒い感じがするでしょう。それはエネルギーが出て行くからです。でも頭の上に緑色のオーラ、エネルギーを意識すると、半分ぐらいしかエネルギーは出て行きません。

問17　気功をする時、靴はどうしたらよいですか。

答　靴の底が薄い方がよいです。スニーカーとか靴底がゴムのもの、厚いものはおすすめしません。

足袋《たび》とか、素足とかがよいです。

邪気が足裏から土に出て行く時、靴底がゴムだと、足裏の邪気が出にくいのです。ゴムで絶縁されてしまうのです。

子供の頃、足が臭かったという経験がありますよね。でも歳を取ったら足が臭いということはあまりありません。歳を取って足裏の邪気が出にくくなったからです。靴の場合は、歩きやすい靴で、靴底が皮製がおすすめです。

また女性の方のヒールの高い靴はおすすめしません。身体と重力の関係が変わってきてしまうからです。靴底が薄い靴だと、全体的に重力がかかります。そのような靴を履いて気功を行うと、足裏の邪気が出やすいのです。

問18　気功を練習している時、貴金属、ブレスレット、指輪、ネックレスなど付けたままでもよいですか。

答　一般的には付けたままでよいです。ただ真面目に気功の練習をしたい方は、全て外した方がよいです。

身体に何かを付けていると、付けている、という意識があるのです。またものによってはとても重いネックレスもあります。でも結婚指輪など、もう何十年間もしているものは、付けたままでよいですよ。

洋服はシャツとかジーパンとか身体にきついものはおすすめしません。緩めの洋服、作務衣とかがおすすめです。本当は裸で気功ができれば最高ですよね。

問19　気功とヨーガはどのような関係ですか。

答　気功はチャイニーズヨーガとも言われています。私から見ると、気功とヨーガは一緒ですね。

ヨーガも健康法の一つです。ヨーガは立つ時間が長いので、定まる力が出てきます。

それはヨーガの良いところです。気功の站桩功と似ています。ヨーガのチャクラ、クンダリニーは、気功の丹田、中脈と同じではないかと思います。ただヨーガの文化を北の国に持っていくと、ちょっと寒いですよね。暖かな国だったら、一時間でも二時間でも立っていて平気ですからね。だからヨーガは南の国、インドなど暖かな国のものなのです。

問20　太極拳と気功は何が違うのですか。

答　太極拳は武術の中の種類の一つです。戦うためのものです。気功は戦うためのものではありません。太極拳と気功は全て違うものです。

〝何々拳〟ということは武術です。ただ武術の訓練の一つとしての気功はあります。武術が上手くなりたい方が気功を行えば〝武術＋気功＝カンフー〟になります。皆さんはカンフーと武術の違いをあまりよく理解していません。同じものだと思っている方が多いのです。〝武術＋気功＝カンフー〟で、もし武術だけだったらカンフーとはいえません。太極拳は武術です。もちろん太極拳と気功はつながるものはあります。太極拳をやりながら、気功をやっている方もいます。また気功の動作にも太極拳の動作が出てきたりもします。

問21　気功と宗教は関係がありますか。

答　宗教の中に気功のものがあります。気功の中に宗教があるわけではありません。

宗教の中に気功のものがあります。

気功の定まる力、神様とつながる力とかは基本的に宗教のものです。もちろん気功は気功で宗教とは違います。定まる力においても気功のやり方があります。ただものは違いますが、つながっている部分はあります。

ある気功の言葉に〝気功は無宗教の宗教です〟というものがあります。無宗教の宗教というところは、〝見えない力、見えないモノを信じるところ〟〝毎日やるところ〟で、そこら辺は宗教と似ています。

宗教の中の気功の部分は相当レベルが高いです。神様との関係、四次元の関係です。気功は最初から四次元の関係の話をすると、初心者の方には難しいです。でもどんどん気功の道に入って四次元のもの、気というものがなんとなくわかってくる。それもよいですよね。

問22　霊気《れいき》と気功は関係がありますか。

答　関係があります。

気功のレベルが高くなると、霊的なものとの関係になります。霊的なものの説明は難しいのですが、エネルギーのレベルが一番高いのが霊です。霊と宇宙と全体的に、人類と全体的につながっています。

霊というものには、いろいろな流派があります。

気功の気のレベルを高くすれば、霊の部分があります。人間の〝精・気・神〟の神、〝戒《かい》・定《じょう》・慧《え》〟の慧、〝体・魂・霊〟の霊は全て同じレベルの話ではないかと思います。

おわりに

私は五歳の時、祖父と祖母と半年ぐらい田舎で一緒に過ごしました。祖父は少林拳の学校のカンフーの医務室で働いていたので、私は小さな時から、カンフーをいろいろ見て育ちました。祖母は仏教に熱心で、『観音教』を毎日読経していました。私は小さかったので、それほど真似をすることはなかったのですが、この時期に武術、仏教のイメージができたのだと思います。

十二歳から気功に本格的に興味を持ち始め、上海市虹口公園（現・魯迅公園）で有名な先生について站桩功を練習し始めました。自分の両手を丸くして立って、気の棒を一本持つイメージの站桩功です。家の小さな庭で、一日三十分ぐらい練習していました。特に目的を持ってやっていたわけではないですが、站桩功を行うと、とても気持ちが落ち着く感じがしました。気功の基礎的なことは、この時期にできたのではないかと思っています。

また私は同じ十二歳の時、老子の『道徳経』に興味を持ち始めました。本屋さんで『道徳経』を見て、よくわからないけれども、名前が面白いなと思い手に取ったのです。読むと、不思議な言葉が書かれていました。

〝道可道非常道。名可名非常名。無名天地之始。有名万物之母（道の道とすべきは、常に道にあらず。名の名とすべきは、常に名にあらず。無名は天地の始なり。有名は万物の母なり）〟

私が手にした『道徳経』は、説明文が少ない、薄い本だったので、深い内容についてはよくわからなかったのですが、神秘的な本だと思い、毎日読んで、毎日考えていました。

二十代から三十代にかけて、精神科の医者をしていた時は、ちょうど文化大革命の時代です。その時は武術、カンフーを学んでいました。武術の心意六合拳《しんいろくごうけん》、攔手《らんしゅ》拳《けん》、硬気功《こうきこう》とか、鉄の服を着ているように叩かれても痛くない鉄布衫功《てつぷざんこう》も勉強しました。精神科医の十六年間、病院の寮で生活していたので、武術、カンフーを練習する時間がたっぷりあり、しっかり学ぶことができました。

孫式《そんしき》太極拳、形意拳《けいいけん》、八卦掌《はっけしょう》の名手として有名な孫祿堂《そんろくどう》先生は、中国の国民党、南京総統府、国技館、国技の武術の先生でした。孫祿堂先生の弟子の陸継業《りくけいぎょう》先生が同じ病院に働いていたので、私は彼から五行の連環を学びました。陸先生からは孫禄堂の娘の孫剣雲《そうけんうん》さんのことも話してもらいました。また、武術、太極拳、攔手拳で上海で一番有名な先生、秦仲寶《しんちゅうほう》先生、範剣平《はんけんぺい》先生からも勉強しました。

私は三十六歳の時、精神科医をやめて、ＷＨＯ衛生教育医学新聞社の『上海大衆衛生報』に移りました。ちょうど中国の気功ブームが始まった一九八〇年代です。この時期、気功の全体的な理論、書道気功、鶴気功を、八分間気功（八分鐘功法）で有名な司徒傑先生に教えていただきました。司徒傑先生は、書道気功の二代目の伝人で、私は三代目の伝人です。鶴気功は、司徒傑先生と毎日四時間ずつ、三ヶ月間練習し続け、ようやく理解することができました。私が気功の難しい呼吸のことを理解したのは鶴気功からです。

八三年に上海市気功科学研究会に入り、八四年に三千人の人が見守る中、上海市の体育館で錚々《そうそう》たる気功の流派の方々と共に、書道気功〝神筆功〟を披露しました。[注1]その時の模様は、上海市テレビ局と上海市気功科学研究会の連盟で中国全土にテレビ放送され、以後何度も再放送されました。その時から、私は気功研究会の書道気功の人として有名になりました。

八七年に司徒傑先生関係の東京東洋整復院の招きで、書道気功実演のため来日しました。そして浜松町の有名な中華料理店の社長さんが、彼は偶然にも同じ出身地だったのですが、別館を貸してくださったり、日本語を全く話せない私のために通訳をしてくださったりしました。おかげで気功教室を開くことができました。その後、日本語を勉強して、日本人の妻と知り合い結婚し、以後三十年間日本で気功を教え続けています。皆さんには今でもとても感謝しています。

节 目 单

一、内气运行……………………陆国柱
二、天目功导引……………………周学昌
三、隔物发射导引……………………冯树新、罗锡基
四、气功吸附术……………………徐道云
五、部分保健养生功功法表演……………………
裘锡荣、叶涤生、黄曼爽、李皓、姜立中、柳培生、张剑鸣、李立群、柴宏寿、司徒杰、沈新炎、袁树清、黄仁寿
六、武术气功……………………杨华增等
七、心意六合拳……………………（四岁）蒋敏翔
八、气功测病试验……………………李 皓 司徒杰
罗锡基 单良兴
外气治病试验……………………黄仁忠 孙大法
许志明 冯树新
九、发放外气仪器测试……黄仁寿 张人越 杭汝衡
十、醉八仙……………………王建东
十一、连环发气……………………姜立中等
十二、神笔功……………………盛鹤延
十三、自然动静功导引……………………钱慧英
十四、长拳……………………潘 俊
十五、轻功（走灯泡）……………………孙大法
十六、轻功（脚踩火柴盒）……………………陆燕音
十七、千斤压板……………………陆国柱
十八、气浪防身……………………苏根生等
十九、牙齿拉汽车……………………孙大法

说明：

参加气功汇报演出者均属业余，向所属单位请假有时还有一定困难，且消耗体力较大，故每次演出为其中大部分。

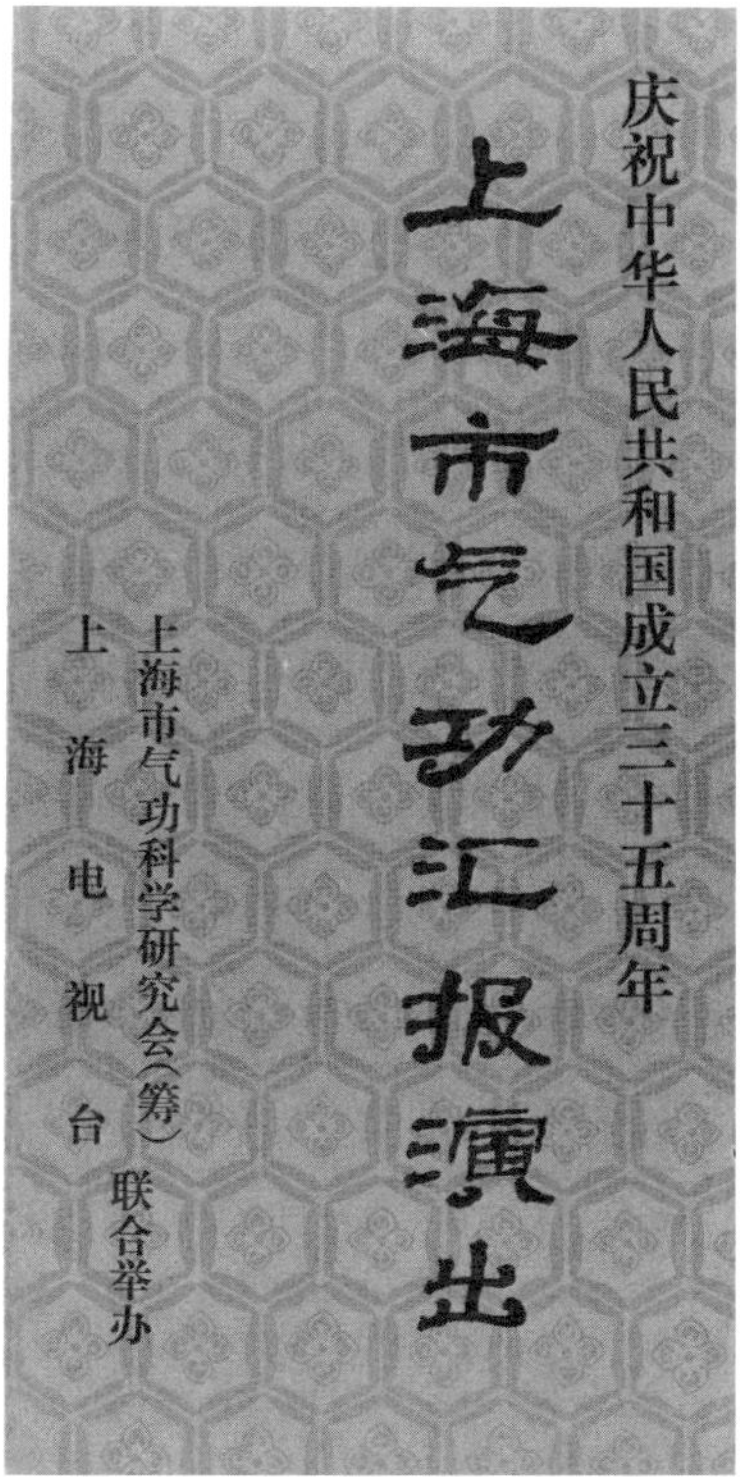

注１
錚々たる気功の流派の方々と共に出演した気功演出のプログラム（1984年、上海）

気功は見えない世界、意識の世界です。基本は脳だと思います。ただ脳の意識が変わるだけでは、特別なエネルギーは出ません。脳と周りのエネルギーがつながることが大切です。脳と周りのエネルギーがつながると不思議な能力が出てきます。アドルフ・マイヤー（Adolf Meyer 一八六六〜一九五〇）という精神科の学者がいます。私の勤めていた精神病院の院長、栗宗華先生は彼の弟子です。彼は、心から変わると身体も変わるという、心身医学を提唱しました。

気功法も、心から身体を変える方法です。気功の静功（瞑想法）は、ただ静かに何も考えずに座っているのではありません。意識しています。考えています。そういう意識は、日常の理性的な意識とやや違います。理性的な意識を全て止めると、感覚的な意識が出てきます。感覚的な意識で、身体の内面のこと、内臓のこと、毛細血管のこと、万物のこと、物質と身体の関係、見えないエネルギーとの関係、そういうエネルギーをどうすれば集めることができるのか、どうすれば強くすることができるのか、などを考えています。それが気功法です。

八四年に上海市の体育館で書道気功を実演した時、舞台裏で上海中医学院の柴宏寿先生などいろいろな流派の先生たちと、電子時計の秒針を止める実験をしました。その時、私は皆の前で電子時計の秒針を止めたのです。私のお腹からものすごくエネルギーが出ていたのです。私はその時から気功というものは、気が温かく感じるとか、そういうことだけではない、もっと物質的なもの、意識と物質がつながっていることがはっきりわかりました。でもその後、電子時計の針を止めるようなことはしていません。なぜならすごく疲れるからです。その後一週間は力が入らない感じでした。そういうことをするには相当強いエネルギーがないとだめなのです。

来日してから、日本医科大学で気の診断の実験をしました。それは二メートル離れたところに置いた機械で、手のひらの温度の変化を測定する実験です。[注2] 体温などを調節する自律神経の温熱中枢《おんねつちゅうすう》は脳幹部《のうかんぶ》にあり、無意識の領域に存在するため、「体温を上げよう」と思っても、普通は上げることができません。他のスポーツ選手や、お酒を飲んだりしても温度が上がることはありませんでしたが、私が行うと、約五分間で三・五度、温度が上昇しました。それまで、このように科学的に気功の効果を示す方法を知らなかったので、面白いなと思いました。

このように気功の効果が客観的に、科学的に示されなければ、気功はただの自己暗示になりがちです。私はそういうのはあまり好きではありません。気功の効果が科学的に証明されることは、とても大切なことだと思います。

かつて気功の世界には、ものすごく能力のある方、本物の方がいました。私自身、WHOの『上海大衆衛生報』の仕事の関係で、中国全土にいらっしゃる多くの不思

注2
盛鶴延師の身体から出るエネルギーをサーモグラフィーを使って撮影。気を送り始めてから十分後、手のひら中央に集中していた熱が分散し、指先の温度が上がった（一九八九年、日本医科大学で行われた気功実験より）。

〇分
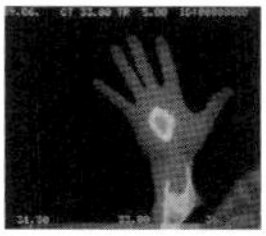

五分
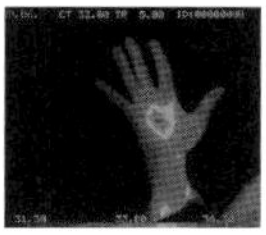

七分
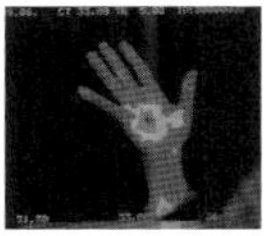

十分
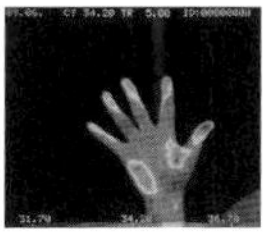

議な能力を持つ方々を取材する機会があり、実際に多くの方々とお会いし、その能力を見せてもらいました。

中国の趙偉《ちょうい》先生が、無風状態の中、手も触れずロウソクを倒すという実験を、物理学者の佐々木茂美《ささきしげみ》先生が行ったのを見たことがあります。また、東京電機大学が超能力をもつ中国の王姉妹を実験したテレビ番組を見たことがあります。この姉妹は、手も何も使わず、意識だけで遠くにあるビンの中の薬を一錠、ビンから外に出すことができました。

なぜそのようなことができるのでしょうか。

趙偉先生は下丹田から、王姉妹は上丹田からエネルギーを出していました。この姉妹の後頭部の熱量は普通の人の八倍もありました。上丹田でも中丹田でも下丹田でも、この三つの大きな丹田のどこからかエネルギーを出すことができれば、物質と見えない関係でつながることができます。私たちは、どこまでもできることがあるのです。

普通は、ただ面白いなぁでおしまいかもしれませんが、宇宙と人間の関係を考えると、ただ面白いでは終わりません。健康のためにできること、特殊能力を身につけるために必要なこと、そういうことをよく考えることが大切です。こういう世界をただ面白いだけにしてまったら、本物の先生が行っていることも、ただのマジックになってしまいます。自分の人生、命、物質と命、来世があるのか、前世があるのか、そういうことを全く考えないというのは、命を大切にしていない、無責任な生き方に私には思えます。

世の中には気功の本はたくさんあります。でも気功の本を書く人は、本当に気功のことをわかっているのでしょうか。もちろん本を書くことは自由ですから、私はどちらでもよいのです。健康になれればどちらでもいい、そう思っています。でも本当にわかっているかどうかは、自分と宇宙の関係ですから、自分がわかるのです。嘘をつくと因果応報になります。自分で自分のことを本物というのは、ちょっとおかしい気もしますが、私は自分のことを絶対に嘘つきではないと思っています。だから日本に来て三十年間、気功を教え続けてきて問題が起こらないのです。身体にとって良いことがある、健康になる、病気が治る、人生で何か良いことが出てくる、絶対に良いことになると思っています。それが気功だと思っています。

人間の意識には、大きなパワーとスピードがあります。そういうことを信じることは大切です。気功は動作、呼吸、意識が大切ですが、最後は意識です。気功修行の一番の大切なことは意識です。陰の意識、見えない意識、混沌状態の意識、そういう意識状態だと宇宙とつながることができます。

意識とは船みたいなものです。船に人を乗せて運ぶのと同じように、意識という船に、宇宙からのエネルギーを乗せて運びます。船がないと人を運べないのと同じように、意識という船がないと宇宙エネルギーを身体まで運ぶことができません。

意識という船で、宇宙からのエネルギーを乗せて、下丹田か、中丹田か、上丹田に入れます。この時、理性的な意識だけでは足りません。

何か〃ある〃のではないか。それを下丹田か、中丹田か、上丹田に入れます。どんどん熱くなってきます。やはり〃ある〃ではないか。確かに〃ある〃。無から有をつくっているのです。

見えるものは、全て意識でつくっています。

昔は土地に建物も何もありませんでした。でも今は建物が建っています。意識が物を作ったのです。これから何億年先どうなっているのか、誰も想像できません。私たちは相当長い時間をかけて、無から有、有から無を繰り返しているのです。この地球で楽しく生きて無から有、有から無を繰り返しているのです。

意識は見えません。見えないモノは物、物質ではない、と皆さん考えています。でもこれから科学が進んで、意識のことがわかってくれば、意識は物質だ、ということが証明されると思います。そして、物質で物質が変わるように、意識で物質が変わることが証明されると私は信じています。

盛鶴延　後継者選の言葉

私は気功伝人として来日し、三十年間、一貫して中国文化、気功の真髄をお伝えしてきました。今回、私自身の気功の集大成とも言える本書を出版するに当たって、私の後継者に、堀田健人君を指名したいと思います。

通常、何かを学ぶ時は、生徒が先生を選びます。しかし後継者の場合は、先生が生徒を選びます。後継者を選ぶことは大切なことです。まさに〝縁起慧接（縁が来た時に智慧のある方に渡す）〟の名言通り、本書が出版される今こそ、後継者を指名する時ではないかと考えています。

私と堀田君との出会いは、十八年前です。堀田君が、私の秘伝気功塾に来たことから始まりました。彼に対する最初の印象は、好青年です。

彼は東大卒で、一流企業で働いていますが、謙虚で、真面目に気功の勉強をしています。家に帰っても、真面目に練習しています。

秘伝気功塾で教える気功法は約百種類ありますが、各種の甩手、高、中、低の站桩法、五行功、大乗金剛功、月と太陽の気功法、明目功、返還功、五禽戲、達羅磨気功、自発動功、香り気功の初級、中級、鶴気功、小周天呼吸法、大周天呼吸法、瓢箪功、炭火功、丹田呼吸法（真気運行法）など仏教、道家、儒教、武術の流派の気功法、および太極拳まで、彼はマスターしています。加えて、気功の真髄の理解が深いのです。

中国古代健康法である気功は、これからますます普及していくことでしょう。人柄が良く、功理、功法、全面において優れている堀田君。今後も、気功文化を継続、発展させていくために、よろしくお願いいたします。また、今まで大変お世話になったことに対しても、この場を借りて心から感謝します。

二〇一八年七月十四日

中国上海気功老師
中国秘伝気功塾主人
『気功革命 秘伝奥義 集大成』著者
盛鶴延　拝

あとがき

本書は盛先生の集大成であり、今まで明らかにされてこなかった奥義が惜しみなく語られています。更に神筆功、樹林気功、房中術、望気術（オーラ診断）など、幅広い内容を含んでいることも、大きな特徴の一つとなっています。

気功が上達するには、正しい方法で練習を続けていくことが大切です。本書を読むことで正しい方法とは何かがわかってくると思います。そして、もっと知りたいという方は、是非、秘伝気功塾までお越しください。

私は盛先生の秘伝気功塾に通いはじめて、今年で十八年になります。『気功革命』の初版本を読んだときに、質・量ともに素晴らしく、本に出ていた気功法を自宅で試してみたところ効果があり、「これは凄い」と思い通いはじめました。

そして通い続けるうち、あることに気づきました。それは、秘伝気功塾に来られる方の雰囲気が、どんどんと明るくなっていくことです。そして実際に運気まで好転されていく多くの方を見ていると、これらも気功の効果なのかなと思います。

気功を続けていくうえで、自分が上達しているかどうかがよくわからず、継続が難しいときもあると思います。私もそうでした。でも、「気功革命」の本の中に自分にぴったりの言葉を見つけました。〃有意練功、無意成功〃という言葉です。人が意識的に行うことができるのは練習を続けるということだけで、〃功が成る（成果が出る）〃タイミングは突然出てくる、ということだそうです。この言葉を胸に刻んで、少しずつ気功法を覚え、練習も細く長く続けていくようにしたところ、健康になるだけでなく、中丹田のところが熱くなったり、今まではなかった感覚が生じたりするようになりました。そうなるとどんどん面白くなってきて、より気功の道に入りやすくなった気がします。

「気という見えないものを信じて、練習を続けることで特別なパワーが出る」と盛先生もよくおっしゃいます。気功を続けるとよい効果がきっと出ると思います。本書で紹介した様々な奥義を身につけ、是非、気功をご自身のものとしてください。

最後に、気功の師であり、人生の恩師でもある盛先生の本の制作、出版に携わることができ、望外の喜びです。貴重な機会をいただき、感謝いたします。

二〇一八年七月十四日

盛鶴延　気功後継者・『気功革命 秘伝奥義 集大成』編集・構成者

堀田 健人　拝

著者

盛 鶴延（せい かくえん）

1945年、中国・上海市出身。

5歳の頃より少林カンフーを行っていた祖父の影響で気功に親しみ、12歳の頃より本格的に気功を学び始める。太極拳、心意六合拳、少林拳を学び、硬気功（鉄布衫功）を修める。同時に軟気功の修練も重ねる。上海市衛生学校医士班卒業後、上海市精神衛生センターで精神科医（西洋医学）として16年間勤務する。医師在職中に、上海第一医学院華山医院脳内科と上海市華東師範大学心理系にて研修する。また、在職中も気功の修練を続ける。

1980年よりWHO衛生教育医学新聞社にて『上海大衆衛生報』の編集委員・記者として7年間勤務。その時、中国各地の気功名人を取材、流派を超越した気功を学ぶ。

その名人は、蘇根生（八宝金剛気功の達人）、林泉宝（返還功伝人蔵文義の師兄）、陸継業（孫式太極拳、形意拳達人、孫祿堂の弟子）、秦仲寶（攔手拳、侠客拳達人傳再仙の弟子）、黄仁忠（一指禅達人闕阿水の弟子）、張桂生（司徒傑）（韋駄気功伝人、上海八分間気功〈八分鐘功法〉達人）、梁上元（伝説・盧嵩の末弟子）、羅錫基（一指禅名人）、徐華（密宗功法達人）、王桃雲（杜月笙のSP）、張金発（佛家気功名人）、姜立中（佛家功達人）、全関良（佛家大手印達人）、潘学固（書道家、書道気功達人）、李蓮華（中国香功の上海代表）、呉新発（丹田運転功達人）他多数に及ぶ。

修練を通して佛家・八宝金剛気功、佛家・神筆功（判官筆功法）、武家・鉄布衫功、武家・返還功、佛家・韋駄気功、明目功、佛家・香功、道家・龍門派周天功ほかを修める。1983年に上海市気功科学研究会に入会した。

気功師として注目を浴びるようになったのは1984年、上海市体育館に3000人を集めて行った書道気功「神筆功」の実演以来。その時の模様は上海市テレビ局と上海市気功科学研究会の連合で生放送され、以後何度も中国全土で再放送される。1985年には公式行事、日中青年聯歓会で書道気功の実演をたびたび行う。

1987年8月、日本の医療関係者の招きで、書道気功実演のため来日。秘伝気功を教える。1989年10月、日本人女性と結婚。1997年、日本に帰化。

1991年、ロサンゼルス気功協会の招きで渡米。

1993年から2010年の間にフランスの医療団体より招かれ7回渡仏。その際、フランステレビ局、EUテレビ局が取材。フランス、ドイツで放送される。

1993年5月、早稲田大学人間科学部において「東洋医学の人間科学」の講義をする。

1997年4月、テレビ東京系全国ネット「レディス４」、東急ケーブルテレビ局に生出演し、気功革命気功を披露する。

2001年から7年間、福建医科大学日本校気功専科、財団法人スポーツ会館気功教師。

2006年、戸板女子短期大学でオープン講座を持つ。

1991年から2013年まで有限会社ヒューマン・ギルドで気功講座を持つ。

現在、秘伝気功師養成講座、自由が丘教室ほか、講演活動を通して秘伝気功の普及に尽力する。スポーツ界、芸能界にもファンは多い。

上海市気功科学研究会会員、上海市心理学会会員・主管医師。

著書に「気功革命」シリーズがある。

盛鶴延　気功後継者・『気功革命　秘伝奥義　集大成』編集・構成者

堀田 健人（ほった けんと）

愛知県出身。

東京大学工学部計数工学科卒。大手電機メーカーで画像処理の研究開発に従事。主管研究員を経て、現在は業務コンサルタント。

18歳の時に気功の存在を知り、その不思議な感覚に魅せられるも、遅々として進歩のない年月を過ごす。そんな中、偶然書店で手にした盛鶴延老師の『気功革命』に感銘を受け、2000年から盛鶴延老師の秘伝気功塾（自由が丘教室）に通う。秘伝気功指導員。自由が丘教室の運営やウェブサイト作成にも携わる。


『気功革命　秘伝奥義　集大成』編集・構成者・書き起こし

田口 京子（たぐち きょうこ）

1965年、石川県金沢市出身。

1990年、金沢大学大学院理学研究科修士課程（物理学専攻）修了。同年、花王株式会社入社。

総合美容技術研究所室長、経営戦略部マネジャーなどに従事。社長賞3回受賞。

2017年、起業のため退社。

2018年、出版社、株式会社KuLaScip（クラシップ）創業。


2006年、宿泊先の新潟県ランプの宿、駒の湯山荘にて、気功のワークショップに来ていた盛鶴延老師と偶然出会う。時空など物理的な問いに対し、物事の理から論理的に簡潔明快に応えてくださる盛鶴延老師に魅了され、秘伝気功塾（自由が丘教室）に通い始める。2014年、更に気功を深く体系的に学ぶため、盛鶴延秘伝気功師養成コースに通う。秘伝気功師資格取得。

2015年、中国5千年の歴史からなる気功文化の中医学の智慧を学ぶため、国立北京中医薬大学日本校入学、2017年中医中薬専攻科修了。国際中医師資格取得。

いつか「気」から「功」に成ることを思い、日々気功を修行中。

気功革命　秘伝奥義　集大成

2018年7月14日　初版第1刷発行
2020年1月11日　第2刷発行
2023年2月07日　第3刷発行

著者　盛《せい》 鶴延《かくえん》

編集・構成　田口京子（書き起こし）
堀田健人
装幀　須山悠里
デザイン協力　樋笠彰子
題字　盛 鶴延
挿画　Kyoko
校正　牟田都子
印刷・製本　株式会社シナノ

発行者　田口京子
発行所　株式会社KuLaScip（クラシップ）
154-0024 東京都世田谷区三軒茶屋1-6-4
Tel　080-4795-6248
URL　https://kulascip.co.jp
Email　info@kulascip.co.jp

盛 鶴延 秘伝気功塾についての情報はウェブサイトでご覧になれます。
http://www.kikoukakumei.com

本書に関するお問い合わせは株式会社KuLaScip（クラシップ）までお願いいたします。

ISBN978-4-9910148-0-2

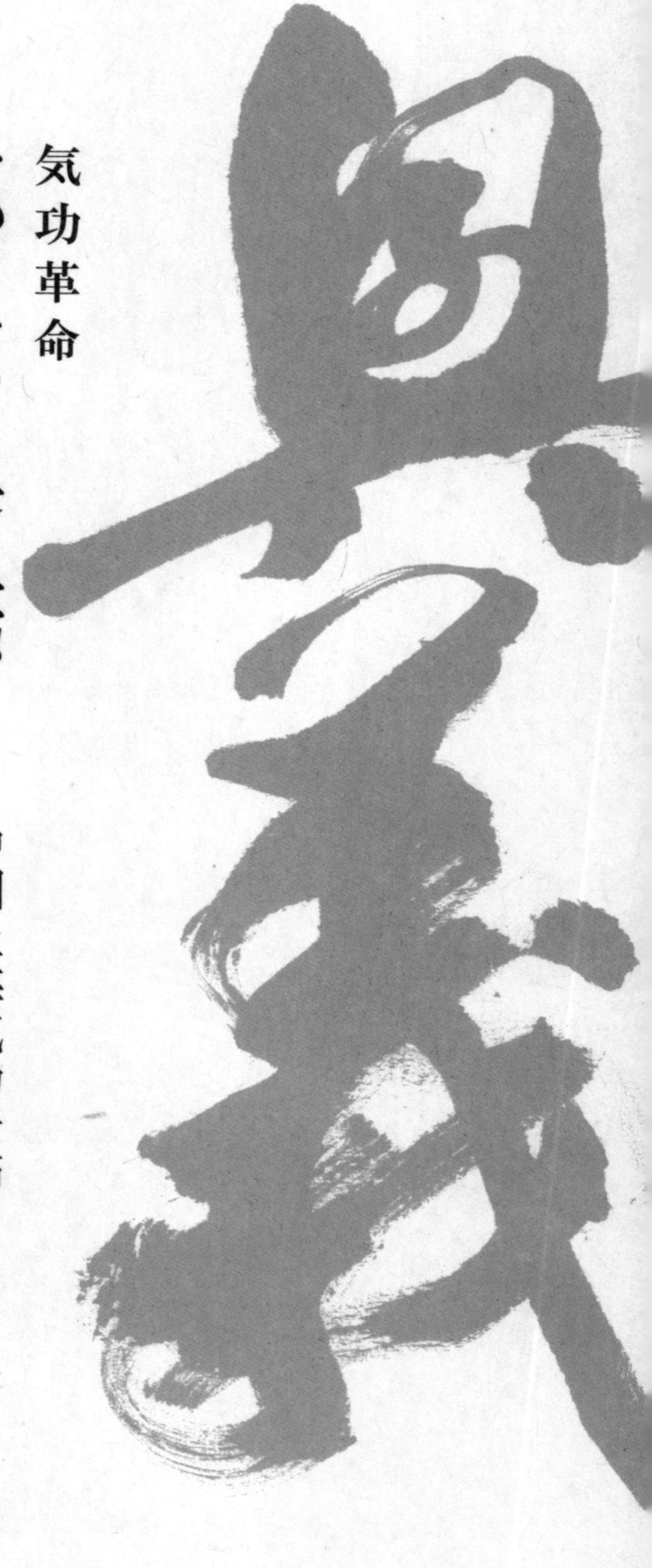

気功革命

秘伝奥義集大成

中国上海気功老師
盛鶴延
SEI KAKUEN